高级卫生专业技术资格考试用书
内分泌学模拟试卷（一）

主　编　杜建玲
编　者　(按姓氏笔画排序)
于　涛　王红微　刘艳君
孙石春　何　影　李　东
张　彤　张家翾

中国协和医科大学出版社

模拟试卷（一）

一、单选题（以下每道考题有 5 个备选答案，请选择 1 个最佳答案）

1. 引起继发性 ACI 的主要原因为（　）。
   A. 水盐代谢紊乱
   B. 蛋白质代谢紊乱
   C. 血糖降低
   D. 糖的利用不足
   E. 黑色素细胞刺激素（MSH）分泌不足

2. 纠正低血糖后，脑功能恢复的顺序是（　）。
   A. 延髓–下丘脑–皮质下中枢–自主神经中枢–大脑皮质
   B. 延髓–自主神经中枢–下丘脑–皮质下中枢–大脑皮质
   C. 大脑皮质–下丘脑–皮质下中枢–自主神经中枢–延髓
   D. 大脑皮质–皮质下中枢–延髓–下丘脑–自主神经中枢
   E. 下丘脑–皮质下中枢–延髓–自主神经中枢–大脑皮质

3. 肾功能不全的老年患者易引发乳酸酸中毒的口服降糖药是（　）。
   A. 格列美脲
   B. 格列本脲
   C. 阿卡波糖
   D. 吡咯列酮
   E. 二甲双胍

4. 关于甲亢性心脏病，下列说法不正确的是（　）。
   A. 多发生在老年患者
   B. 主要表现为心房颤动和心力衰竭
   C. 甲亢性心脏病经抗甲状腺治疗后可明显缓解
   D. 老年甲亢患者发生的心力衰竭为高排出量型心力衰竭
   E. 在部分老年甲亢患者中，心房颤动可作为本病的首发临床表现而其他甲亢症状不典型

5. 以下激素不属于按照化学本质分类的是（　）。
   A. 肽及蛋白质激素
   B. 类固醇激素
   C. 脂类激素
   D. 固醇类激素
   E. 胺类及氨基酸衍生物激素

6. 神经垂体储存的激素是（　）。
   A. 促甲状腺激素
   B. 促性腺激素
   C. 生长激素
   D. 血管升压素
   E. 促肾上腺皮质激素

7. 非浸润性突眼的发生机制为（　）。
   A. 交感神经兴奋致眼外肌及上睑肌张力增加，突眼度 19mm 以上
   B. 眼肌萎缩
   C. 球后及眶内软组织水肿增生，黏多糖增多，淋巴细胞、浆细胞浸润，突眼度 18mm
   D. 交感神经兴奋致眼外肌及上睑肌张力增加，突眼度 16~18mm

E. 球后及眶内软组织水肿增生，黏多糖增多，淋巴细胞、浆细胞浸润，突眼度 19mm 以上

8. 患者，女性，65 岁。糖尿病病史 10 年，近 3 个月应用胰岛素强化治疗，但是空腹血糖 9.8mmol/L，对临床治疗指导意义最大的检查为（　）。
   A. 胰岛素释放
   B. C 肽
   C. 睡前血糖
   D. 胰岛素抗体
   E. 凌晨 3 点血糖

9. 生长激素缺乏性侏儒症的常见病因是（　）。
   A. 先天性卵巢发育不全
   B. 营养不良
   C. 心理社会性侏儒
   D. 肾衰竭
   E. 特发性 GHD 与器质性 GHD

10. 慢性淋巴细胞性甲状腺炎最常见于（　）。
    A. 中老年女性
    B. 男童
    C. 青年男性
    D. 中年男性
    E. 老年男性

11. 与 Sipple 综合征无关的项目是（　）。
    A. 嗜铬细胞瘤
    B. 甲状腺髓样癌
    C. 甲状旁腺增生
    D. 甲状旁腺腺瘤
    E. 垂体前叶嫌色细胞瘤

12. 关于骨质疏松症的治疗，下列叙述正确的是（　）。
    A. 骨折患者要尽量避免床上活动，利于骨折的恢复
    B. 应用降钙素制剂可使血钙进一步降低，所以一般不用来治疗骨质疏松症
    C. 活性维生素 D 的摄入不利于钙的吸收
    D. 雌激素、孕激素替代治疗可治疗骨质疏松症，但过量孕激素可减弱雌激素的抗骨质疏松症作用
    E. 二膦酸盐主要适用于低转换型者，亦可用于治疗原发性和继发性骨质疏松症

13. 关于甲状腺功能减退症的治疗，下列叙述不正确的是（　）。
    A. 老年甲状腺功能减退症患者需要较低的替代治疗量
    B. 妊娠时替代剂量需要增加 30%~50%
    C. 甲状腺癌全切术后患者 $L-T_4$ 的替代治疗与其他甲状腺功能减退患者相同
    D. 新生儿甲状腺功能减退症越早发现、早治疗，对患儿发育的影响就越小
    E. 成年甲状腺功能减退症患者 $L-T_4$ 的替代剂量是 50~200μg/d

14. 关于糖尿病并发症的叙述，正确的是（　）。
    A. 糖尿病酮症酸中毒的发病率最高
    B. 高渗性非酮症性昏迷是近年来糖尿病的主要死亡原因
    C. 肺结核是糖尿病并发症中发病率最高的病变
    D. 肾小球硬化症是 2 型糖尿病患者死亡的首位原因
    E. 心血管病变为糖尿病患者最严重而突出的问题，占该病死亡原因的 70%

15. 甲亢服用抗甲状腺药物期间不宜进行的检查是（ ）。
A. BMR
B. 甲状腺^{131}I 摄取率
C. TT_3
D. TT_4
E. TSH

16. 肢端肥大症筛选和疾病活动性指标是（ ）。
A. IGF–1↑
B. SS↑
C. GnRH↑
D. GHRH↑
E. GH↑

17. 原发性甲状旁腺功能亢进症的特征性表现不包括（ ）。
A. 棕色瘤
B. 牙槽板吸收
C. 指骨骨膜下吸收
D. 颅骨穿凿样改变
E. 纤维囊性骨炎

18. 关于尿崩症的预后，下列叙述不正确的是（ ）。
A. 感染引起的一过性尿崩症可完全恢复
B. 轻度脑损伤引起的一过性尿崩症可完全恢复
C. 颅内肿瘤所致的继发性尿崩症可基本恢复
D. 全身疾病所致的继发性尿崩症预后不良
E. 特发性尿崩症在足够水分供应及抗利尿治疗下，可以基本维持正常生活

19. 关于继发性肾上腺皮质功能减退症的叙述正确的是（ ）。
A. 皮肤黏膜色素加深
B. 无皮肤黏膜色素沉着
C. 皮肤黏膜色素无变化
D. 皮肤黏膜色素脱失
E. 皮肤紫纹

20. 皮质醇增多症常见的皮肤改变不包括（ ）。
A. 紫纹
B. 紫癜
C. 白斑
D. 痤疮
E. 多毛

21. 原发性醛固酮增多症的典型临床特征为（ ）。
A. 高血压和向心性肥胖
B. 高血压和发作性心悸
C. 高血压和低钾血症
D. 发作性软瘫和低钾血症
E. 多饮、多尿和低钾血症

22. 不能用于治疗尿崩症的药物是（ ）。
A. 氢氯噻嗪
B. 呋塞米
C. 去氨加压素
D. 卡马西平
E. 氯磺丙脲

23. 患者，女性，51 岁。畏寒，嗜睡，食欲减退，便秘，溢乳，毛发脱落 2 年余。体格检查：水肿，皮肤粗糙，反应迟钝，心率 56 次/分，心律齐。实验室检查：FT_3↓，FT_4↓，TSH↑。诊断为原发性甲减。患者的主要治疗措施是（ ）。
A. 支持治疗
B. 对症治疗
C. 病因治疗

D. 替代治疗
E. 滋补疗法

24. 评价肢端肥大症治疗是否有效的指标是（ ）。
A. SS↑
B. GHRH↑
C. CRH↑
D. GH↑
E. IGF↓

25. 目前性早熟的定义是（ ）。
A. 女孩在8周岁以前、男孩在9周岁以前呈现第二性征的现象
B. 女孩在6周岁以前、男孩在7周岁以前呈现第二性征的现象
C. 女孩在7周岁以前、男孩在9周岁以前呈现第二性征的现象
D. 女孩在7周岁以前、男孩在8周岁以前呈现第二性征的现象
E. 女孩在10周岁以前、男孩在12周岁以前呈现第二性征的现象

26. 下列关于α–葡萄糖苷酶抑制药，说法不正确的是（ ）。
A. 可引起营养吸收障碍
B. 1型糖尿病患者也可应用
C. 常见不良反应为胃肠道反应
D. 主要降低餐后血糖
E. 是肥胖的2型糖尿病患者首选的降糖药

27. 下列实验室检查结果在肾上腺皮质腺瘤引起的皮质醇增多症中少见的是（ ）。
A. 血糖增高
B. ACTH水平降低
C. 低钾低氯碱中毒
D. 血浆皮质醇节律紊乱
E. 尿游离皮质醇明显增加

28. 患者，男性，23岁。患有弥漫性甲状腺肿伴甲状腺功能亢进，用甲巯咪唑（他巴唑）治疗1个月后症状缓解，但甲状腺肿与突眼加重。此时最适当的治疗措施是（ ）。
A. 加大甲巯咪唑剂量
B. 停用甲巯咪唑，改用PTU
C. 加服消瘿汤
D. 加用小量甲状腺激素
E. 改用^{131}I放射治疗

29. 男性乳腺增生症的治疗药物不包括（ ）。
A. 睾酮
B. 他莫昔芬
C. 氯米芬（克罗米芬）
D. 绒毛膜促性腺激素
E. 达那唑

30. 代谢性酸中毒患者在补碱治疗中发生手足搐搦可能是由于（ ）。
A. 血浆游离钙减少
B. 发生低钾血症
C. 发生脑水肿
D. 甲状旁腺功能减退
E. 发生高镁血症

31. 下列代谢性酸中毒中伴反常性碱性尿的是（ ）。
A. 糖尿病酮症酸中毒
B. 肾小管酸中毒
C. 乳酸性酸中毒
D. 乙醇性酸中毒
E. 腹泻所致酸中毒

32. 关于血管升压素分泌增多所致水中毒，叙述不正确的是（ ）。
A. 低钠血症明显
B. 尿钠排出减少
C. 血浆渗透压低

D. ADH 分泌增多
E. 尿相对密度正常或升高

33. 诊断原发性甲状旁腺功能亢进症有意义的试验是（　）。
A. 高渗氯化钠溶液试验
B. 螺内酯试验
C. 饥饿试验
D. 酚妥拉明试验
E. 肾小球磷再吸收试验

34. 糖尿病酮症酸中毒的现代常用的治疗是（　）。
A. 大剂量胰岛素静滴
B. 小剂量持续胰岛素静滴
C. 大量补液
D. 大量补碱性药物
E. 大量应用抗生素

35. 胰岛素依赖型糖尿病合用口服降糖药时，最好选用（　）。
A. 格列本脲（优降糖）
B. 甲苯磺丁脲
C. 氯磺丙脲
D. 乙酰磺环己脲
E. 二甲双胍（降糖片）

二、多选题（以下每道考题有5个备选答案，每题至少有2个正确答案）

1. 可用于诊断生长激素缺乏性侏儒症的试验有（　）。
A. 可乐定兴奋试验
B. 左旋多巴兴奋试验
C. GH 兴奋筛选试验
D. 胰岛素低血糖兴奋试验
E. 禁水加压试验

2. 儿童生长激素缺乏性侏儒症用生长激素治疗的目标包括（　）。
A. 使儿童身高达到正常
B. 使儿童尽早发育
C. 诊断性治疗
D. 增强儿童的自信心
E. 调节儿童的代谢与人体组成成分

3. 糖尿病酮症酸中毒时，补碱纠正酸碱平衡紊乱的原则正确的是（　）。
A. 一旦 pH 下降即应该补碱
B. 有循环衰竭而 pH 降至 7.2 以下时应补碱
C. 补碱常用5%的碳酸氢钠
D. 经补碱 pH 升至 7.2 时应停止补碱
E. 轻、中度酸中毒不需补碱，只有当 pH 降至 7.1 以下时才补碱

4. 下列指标中提示胃泌素瘤预后不良的有（　）。
A. 肝转移
B. 伴库欣综合征
C. 肿瘤直径 >3.0cm
D. 与 MEN–1 相关
E. 原发瘤位于胰腺

5. 肾上腺皮质激素包括（　）。
A. 皮质醇
B. 醛固酮
C. 性激素
D. 肾上腺素
E. 多巴胺

6. 类固醇激素包括（　）。
A. 甲状旁腺激素
B. 盐皮质激素

C. 生长激素
D. 性激素
E. 降钙素

7. 胰、胃肠均分泌的激素有（ ）。
A. 胰泌素
B. 胃泌素
C. 胰酶素
D. 胰多肽
E. 胰岛素

8. 醛固酮分泌不足可引起（ ）。
A. 对儿茶酚胺的升压反应减弱
B. 高血钠
C. 低血钠
D. 低血钾
E. 高血钾

9. 以下改变中不属于高渗性失水的有（ ）。
A. 尿少、尿钠浓度增加
B. 体内总钠量增多
C. 尿相对密度低
D. 细胞水肿
E. 血钠升高，血浆渗透压 >310mmol/L

10. 诊断多囊卵巢综合征（PCOS）应排除的相关疾病有（ ）。
A. Cushing 综合征
B. 侏儒症
C. 先天性肾上腺皮质增生
D. 高催乳素血症
E. 卵巢男性化肿瘤

11. 肾外丢失水分见于（ ）。
A. 高热
B. 哮喘持续状态
C. 昏迷
D. 过度换气
E. 剧烈运动

12. 尿糖阳性的原因有（ ）。
A. 糖尿病
B. 尿崩症
C. 重大精神创伤
D. 妊娠
E. 麻醉

13. 淡漠型甲亢的临床特点有（ ）。
A. 多见于老年人
B. 多数甲状腺无明显肿大
C. 眼病和高代谢症群表现较多
D. 体重减轻明显
E. 患者食欲减退伴腹泻较多，肌肉萎缩，肌无力

14. 可引起男性乳腺增生的药物有（ ）。
A. 促卵泡成熟素
B. 异烟肼
C. 氯丙嗪
D. 西咪替丁
E. 螺内酯

15. 糖尿病合并内分泌性高血压可见于（ ）。
A. 皮质醇增多症
B. 嗜铬细胞瘤
C. 原发性醛固酮增多症
D. 肢端肥大症
E. 糖尿病肾病

16. 真性性早熟又称为（ ）。
A. 非 GnRH 依赖性性早熟
B. GnRH 依赖性性早熟
C. 外周性性早熟
D. 中枢性性早熟
E. 假性性早熟

17. 1977 年 ACR 急性痛风性关节炎的分类

标准有（ ）。

A. 关节液中有特异性尿酸盐结晶

B. 用化学方法或偏振光显微镜证实痛风石中含尿酸盐结晶

C. 第1跖趾关节疼痛或肿胀

D. 单侧第1跖趾关节受累

E. 关节炎发作时关节液微生物培养阳性

18. 散发性嗜铬细胞瘤患者进行常规基因筛查项目包括（ ）。

A. RET

B. SDHD

C. SDHB

D. NF1

E. VHL

19. 关于11β–羟化酶缺乏症的生化指标，叙述正确的有（ ）。

A. 盐皮质激素降低

B. 糖皮质激素降低

C. 雄性激素升高

D. 去氧皮质酮降低

E. 11–去氧皮质醇升高

20. 用体质指数值可能过高估计其肥胖程度的有（ ）。

A. 运动员、健美爱好者

B. 儿童

C. 肾病综合征患者

D. 老年人

E. 消耗性疾病患者

三、案例分析题（每个案例至少有3个提问，每个提问有多个备选答案，其中正确答案有1个或几个）

（1~3题共用题干）

患者，女性，60岁。因急性阑尾炎行手术治疗，术后嗜睡。1年来易疲劳，怕冷，记忆力减退，便秘。查体：体温34℃，脉搏50次/分，呼吸14次/分，血压80/50mmHg；腱反射减退。

1. 出现上述症状最可能的原因是（ ）。

A. 麻醉药过量

B. 术后感染

C. 黏液性水肿昏迷

D. 失血性休克

E. 感染中毒性脑病

2. 确诊最有价值的实验室检查是（ ）。

A. 脑脊液检查

B. 麻醉药血浓度测定

C. 血清 T_3、T_4、TSH 测定

D. 血细菌培养

E. 颅脑CT

3. 抢救该患者，下列措施正确的有（ ）。

A. 静脉注射 L–T_3

B. 持续静脉滴注氢化可的松

C. 体外加热升温

D. 纠正休克

E. 限制静脉补液量

（4~7题共用题干）

患者，男性，51岁。CT检查双侧肾上腺稍增大，血尿醛固酮均增高，经地塞米松治疗有好转。

4. 下列不予考虑的疾病为（ ）。

A. 原发性醛固酮增多症

B. 急进性恶性高血压

C. 范科尼综合征

D. 慢性肾小管性酸中毒

E. Bartter综合征

5. 为鉴别此患者醛固酮增多症是原发还是继发的，下列最具鉴别意义的检查是（ ）。

A. 血浆心钠素测定

B. 肾上腺 MRI
C. 肾上腺 CT 检查
D. 血钠/血钾比值
E. 血管紧张素Ⅱ和血浆肾素活性测定

6. 患者应诊断为（　）。
A. 继发性醛固酮增多症
B. 醛固酮瘤
C. 特发性醛固酮增多症
D. 地塞米松可抑制性醛固酮增多症
E. 结节性肾上腺增生引起的醛固酮增多

7. 如果确诊为糖皮质激素可抑制性醛固酮增多症，应选择的治疗药物不包括（　）。
A. 螺内酯（安体舒通）
B. 氨鲁米特（氨基导眠能）
C. 地塞米松
D. 酮康唑
E. 甲吡酮

（8~12 题共用题干）

患者，女性，45 岁。因左胸痛 8 个月，加重伴发作性恶心、呕吐 2 个月来诊。自述有 20 多年吸烟史。查体：慢性病面容，反应迟钝，无其他特殊发现；血压 100/70mmHg。实验室检查：血清钠 115mmol/L，血清氯 80mmol/L，BUN 1.7mmol/L，尿钠 72mmol/L，24 小时尿量 1100ml，血渗透压 245mmol/kg，尿渗透压 310mmol/kg。给予 1000ml 水负荷后，5 小时排尿量 <500ml（<50%），期间血浆渗透压（Posm）由试验前 242mmol/kg 降至 5 小时的 226mmol/kg，尿渗透压（Uosm）由 380mmol/kg（试验前）降至最低 225mmol/kg（负荷后 3 小时），空腹血浆 AVP 60ng/L［正常值（13.4±9.6）ng/L］。胸部 X 线片：左肺门分叶状肿物，左下肺有片状阴影。2 次查痰癌细胞均为小细胞未分化肺癌。纤维支气管镜：活检病理为小细胞未分化肺癌。

8. 患者最可能诊断为（　）。
A. 小细胞未分化肺癌
B. 小细胞未分化肺癌伴低渗性脱水
C. 小细胞未分化肺癌伴低钠血症
D. 抗利尿激素分泌失调综合征（SIADH）
E. 小细胞未分化肺癌伴低渗透压综合征

9. 患者血浆 AVP 增多的最可能原因是（　）。
A. 患者呕吐造成血浆 AVP 升高
B. 患者血压偏低致 AVP 分泌增多
C. 长期吸烟，尼古丁造成 AVP 分泌增多
D. 胃液丢失造成脱水和低血容量使 AVP 分泌增多
E. 肿瘤异位生成 AVP 增多，且不受血浆渗透压的调节

10. 患者最支持诊断的改变是（　）。
A. 水负荷排出障碍
B. 血清钠低，尿钠反常性增多
C. 血浆 BUN 水平低
D. 血渗透压低，尿渗透压反常性高
E. 水负荷后 Posm 明显下降，Uosm 仍明显高于 100mmol/kg

11. 若患者接受化疗，方案中应尽可能回避的药物是（　）。
A. 泼尼松
B. 柔红霉素
C. 环磷酰胺
D. 阿糖胞苷
E. 顺铂

12. 临床诊断该疾病的必备条件有（　）。
A. 血清钠浓度降低，常低于 130mmol/L
B. 尿钠浓度（反常性）升高，常超过 30mmol/L
C. 血浆渗透压低，常低于 350mOsm/（kg·H_2O）

D. 尿渗透压大于100mOsm/(kg·H_2O)(水负荷时),甚至大于血浆渗透压

E. 无临床可测的低血压或低血容量,无应用利尿剂史,甲状腺和肾上腺功能正常

(13~15题共用题干)

患者,女性,17岁。月经未来潮,乳房未发育,因四肢无力就诊。查体:血钾2.2mmol/L,血压150/90mmHg。

13. 患者CT检查示双肾上腺增生,B超提示子宫缺如,考虑患者可能为( )。
A. 特发性醛固酮增多症
B. 皮质醇增多症
C. 盐皮质激素过多综合征
D. 腺垂体功能减低
E. 原发性高血压

14. 该症常见的生化表现有( )。
A. 雌激素减低
B. ACTH增多
C. 皮质醇增多
D. 皮质酮升高
E. 血17-羟孕酮降低

15. 该症与增生性醛固酮增多症的区别在于( )。
A. ACTH减低
B. 皮质醇增多
C. 醛固酮减低
D. 尿钾排泄减少
E. 血17-羟孕酮减少

(16~23题共用题干)

患者,男性,50岁。因口渴,多饮伴夜尿增多1个月来诊。1个月前患者无明显诱因出现口渴,多饮,每日饮水约2500ml,伴夜尿增多,由原来的0~1次/夜增加至3~4次/夜,无明显易饥、多食、体重下降,无烦躁、易怒、怕热、多汗、心悸。查体:身高160cm,体重75kg。

16. 目前为了尽快明确诊断和治疗最需要进行的检查是( )。
A. 心电图检查
B. 前列腺B超
C. 血糖检查
D. 尿渗透压检查
E. FT_3、FT_4和TSH检查

17. 如果标本送检验科测得空腹血清血糖为6.8mmol/L,下一步应首先( )。
A. 进行OGTT
B. 进行IVGTT
C. 加查早餐后2小时血清葡萄糖
D. 复查空腹血清葡萄糖并检查早餐后2小时血清葡萄糖
E. 检查空腹血浆葡萄糖和早餐后2小时血浆葡萄糖

18. 经检查提示空腹血浆葡萄糖为6.9mmol/L,早餐后2小时血浆葡萄糖为9.9mmol/L,下一步应该首先做( )。
A. 进行OGTT
B. 确诊IGT,考虑使用α糖苷酶抑制剂
C. 确诊IGT,考虑使用噻唑烷二酮类药物
D. 确诊IGT,考虑使用磺脲类药物
E. 确诊IGT,单纯饮食治疗

19. 如果经过OGTT,结果为空腹血糖6.8mmol/L,服糖后1小时血糖12.5mmol/L,服糖后2小时血糖10.5mmol/L,考虑的诊断为( )。
A. 糖尿病
B. IGT
C. IFG
D. NGT
E. 无法确定

20. 经过检查确诊患者为 IGT，下列治疗措施中可以实施的是（ ）。
A. 单纯饮食加运动
B. 在饮食和运动的基础上加用双胍类药物
C. 在饮食和运动的基础上加用 α 糖苷酶抑制剂
D. 在饮食和运动的基础上加用噻唑烷二酮类药物
E. 在饮食和运动的基础上加用磺脲类药物

21. 患者若使用双胍类药物可能出现的不良反应是（ ）。
A. 低血糖
B. 乳酸性酸中毒
C. 腹痛、腹泻
D. 口中金属样异味
E. 肛门排气增多

22. 患者若使用 α 糖苷酶抑制剂出现低血糖，以下可以实施的措施有（ ）。
A. 静脉滴注葡萄糖
B. 静脉推注葡萄糖
C. 口服葡萄糖
D. 进食果糖
E. 饮用可乐

23. α 糖苷酶抑制剂的服用时间，下列叙述正确的是（ ）。
A. 餐前 1 小时服用
B. 餐前半小时服用
C. 与第 1 口饭一起服用
D. 在进餐中途服用
E. 餐后半小时服用

（24~26 题共用题干）

患者，女性，75 岁。因乏力、肌肉酸痛2 天来诊。入院前 1 周因流涕、咳嗽自服阿奇霉素 7 天。无发热，无少尿、水肿。无外伤史。既往有高血压、冠心病、混合性血脂异常史（高 LDL-C 血症和低 HDL-C 血症），长期口服阿托伐他汀、阿司匹林、依那普利、HCT。否认糖尿病病史。查体：体温 36.6℃，脉搏 80 次/分，呼吸 18 次/分，血压 120/70mmHg；心、肺未见异常；四肢肌肉压痛，双下肢无水肿。

24. 患者肌肉酸痛的原因可能为（ ）。
A. 感冒
B. 冠心病
C. 退行性关节病变
D. 他汀类药物引起的肌炎
E. 混合性血脂异常

25. 为明确诊断，患者应进行的检查是（ ）。
A. CK
B. AST 和 ALT
C. 肾功能
D. 血常规
E. 胸部 X 线片

26. 如患者查 CK 高于正常上限 5 倍，血 Scr 100μmol/L，最先采取的措施是（ ）。
A. 停用阿司匹林
B. 停用阿托伐他汀
C. 停用依那普利
D. 停用 HCT
E. 不予处理

（27~30 题共用题干）

患者，女性，41 岁。消瘦、心悸 6 个月，甲状腺Ⅱ度肿大，无触痛，临床诊断为 Graves 病。给予丙硫氧嘧啶（300mg/d）及普萘洛尔（心得安）治疗 2 周，患者出现怕冷、易困倦、手足发胀，查 FT_3、FT_4 低于正常，TSH 高。

27. 此时应考虑的诊断是（ ）。
A. Graves 病，患者对抗甲状腺药物敏感

B. 碘甲亢，药物性甲亢

C. 慢性甲状腺炎伴甲亢（桥本甲亢），药物性甲低

D. 亚急性甲状腺炎伴甲亢，药物性甲低

E. 结节性甲状腺肿伴甲亢，药物性甲低

28. 应首先进行的检查为（　）。

A. TSAb 测定

B. TGAb、TPOAb 测定

C. 复查 FT_3、FT_4、TSH

D. 甲状腺超声检查

E. 甲状腺远红外线扫描

29. 此时应选择的治疗方案不包括（　）。

A. 继续原有治疗

B. 停药观察

C. 改用放射性核素治疗或手术治疗

D. 继续原有治疗 + 甲状腺制剂

E. 减少丙硫氧嘧啶和普萘洛尔（心得安）剂量 + 甲状腺制剂

30. 如患者甲状腺肿及突眼加重，此时应选择的治疗方案是（　）。

A. 改用甲巯咪唑

B. 加大丙基硫氧嘧啶

C. 应用 ^{131}I 治疗

D. 复方碘油

E. 加用小剂量的甲状腺激素

（31~39 题共用题干）

患者，男性，21 岁。学生。30 分钟前昏迷，由旅行社在 23 时送来急诊。经同伴提供：患者近几日来饮水较多，每日饮水约 4000ml，但仍常诉口渴，而且喜冷饮。约每小时需排尿 1 次（量不详），夜尿 4~5 次。食欲不佳，昏迷前一天曾有呕吐胃内容物 2~3 次，未见咖啡色样物，曾听患者诉"由于饮水太多，口淡，胃口不好，不如改喝可乐有味"。查体：体温 38.6℃，呼吸 16 次/分，脉搏 72 次/分，血压 130/80mmHg。昏迷，双瞳孔等大等圆，d = 2.5cm，对光反射存在，皮肤干燥，弹性差，中度脱水征。呼吸较深大，有烂苹果味，双肺呼吸音清，未闻及干湿啰音。心界不大，心率 72 次/分，各瓣膜区未闻及明显病理性杂音。生理反射存在，病理反射可疑。

31. 目前患者首先应考虑的诊断为（　）。

A. 脑出血

B. 脑梗死

C. 糖尿病酮症酸中毒

D. 严重心律失常

E. 糖尿病非酮症高渗性昏迷

32. 目前急诊应优先进行的检查是（　）。

A. 尿常规

B. 心电图

C. 血清葡萄糖

D. 血清钾、钠、氯、渗透压

E. 血清二氧化碳结合力、碳酸氢根浓度

33. 血常规：WBC $12.3 \times 10^9/L$，NEUT $10.2 \times 10^9/L$，Hb 156g/L，PLT $140 \times 10^9/L$；生化：Na 140mmol/L，K 4.5mmol/L，Glu 33.6mmol/L，CO_2CP 14mmol/L；尿常规：Glu（++++），Ket（+++），SG 1.021。目前可主要考虑的疾病为（　）。

A. 重症感染合并应激性高血糖

B. 糖尿病酮症酸中毒

C. 糖尿病非酮症高渗性昏迷

D. 糖尿病乳酸性酸中毒

E. 糖尿病合并重症感染

34. 下列治疗措施最重要的是（　）。

A. 吸氧纠正酸中毒

B. 补液纠正脱水
C. 胰岛素治疗降低血糖
D. 补碱纠正酸中毒
E. 脱水治疗脑水肿，防止脑疝

35. 估计患者的补液总量应为体重的（ ）。
A. 1%
B. 2%
C. 5%
D. 10%
E. 20%

36. 患者进行补液应选择的液体为（ ）。
A. 生理盐水
B. 5% 葡萄糖盐水加胰岛素
C. 5% 葡萄糖加胰岛素
D. 低渗盐水
E. 10% 葡萄糖盐水加胰岛素

37. 进行胰岛素治疗时的给予速度为（ ）。
A. 每小时 0. 01U/kg（体重）
B. 每小时 0. 02U/kg（体重）
C. 每小时 0. 05U/kg（体重）
D. 每小时 0. 1U/kg（体重）
E. 每小时 0. 2U/kg（体重）

38. 患者应进行补碱的情况有（ ）。
A. pH 7. 3
B. pH 7. 0
C. CO_2CP 5mmol/L
D. CO_2CP 4mmol/L
E. 碳酸氢根 14mmol

39. 患者应进行补钾的情况有（ ）。
A. 血钾 4. 5mmol/L，尿量 40ml/h
B. 血钾 5. 8mmol/L，尿量 20ml/h
C. 血钾 4. 2mmol/L，尿量 10ml/h
D. 血钾 2. 9mmol/L，尿量 50ml/h
E. 血钾 3. 4mmol/L，尿量 10ml/h

（40～45 题共用题干）

患者，女性，28 岁。近 2 周来感颈前及咽部疼痛，伴怕热、心悸、多汗，全身乏力不适就诊。查体：体温 38℃，消瘦、皮肤多汗。无突眼。甲状腺 I 度肿大，左侧有压痛。杂音（-），双手细微震颤（+）。

40. 根据病例特征，患者最可能的诊断是（ ）。
A. 桥本甲状腺炎
B. Graves 病
C. 甲状腺高功能腺瘤
D. 亚急性甲状腺炎
E. 急性化脓性甲状腺炎

41. 本疾病的确诊依据是（ ）。
A. 血常规
B. 心电图
C. 颅脑 CT
D. 碘摄取率
E. 胸部 X 线片

42. 该患者实验室检查最可能出现的是（ ）。
A. T_3、T_4减低
B. TSH 增高
C. T_3、T_4增高
D. TPOAb 和 TGAb 效价显著增高
E. ^{131}I 摄取率和血清 T_3、T_4水平呈现分离曲线

43. 本患者的辅助检查会出现（ ）。
A. 早期甲状腺无摄取或摄取低下
B. 纤维化明显时可出现“干抽”现象
C. 病程早期常明显异常，>50mm/第 1 小时
D. 甲状腺碘摄取率不受抑制

E. ^{131}I 摄取率和血清 T_3、T_4 水平呈现分离曲线

44. 对于本病的治疗措施，叙述正确的是（　）。
A. 口服阿司匹林
B. 糖皮质激素
C. 吲哚美辛
D. 抗甲状腺药物
E. 中草药

45. 对于本病的预后，下列说法正确的是（　）。
A. 偶可复发，一般不影响甲状腺功能
B. 最终演变为甲状腺功能减退
C. 可演变为桥本甲状腺炎
D. 可演变为甲状腺功能亢进
E. 可演变为硬化性甲状腺炎

参考答案

一、单选题

1. E	2. B	3. E	4. D	5. C	6. D	7. D	8. E	9. E	10. A
11. E	12. D	13. C	14. E	15. B	16. A	17. D	18. C	19. B	20. C
21. C	22. B	23. D	24. E	25. A	26. A	27. C	28. D	29. D	30. A
31. B	32. B	33. E	34. B	35. E					

二、多选题

1. ABCD	2. AE	3. BCDE	4. ABCE	5. ABC
6. BD	7. BD	8. ACE	9. BCD	10. ACDE
11. ABDE	12. ACDE	13. ABDE	14. ABCDE	15. ABCD
16. BD	17. ABCD	18. ABCE	19. BCE	20. AC

三、案例分析题

1. C	2. C	3. ABDE	4. E	5. E
6. D	7. ABDE	8. D	9. E	10. E
11. C	12. ABCE	13. C	14. ABDE	15. C
16. C	17. E	18. A	19. B	20. ABCD
21. BCD	22. ABD	23. C	24. ABCE	25. A
26. B	27. C	28. B	29. ACDE	30. E
31. C	32. ACDE	33. B	34. B	35. D
36. A	37. D	38. BCD	39. AD	40. D
41. D	42. E	43. ABCE	44. ABCE	45. A

高级卫生专业技术资格考试用书
内分泌学模拟试卷（二）

中国协和医科大学出版社

模拟试卷（二）

一、单选题（以下每道考题有5个备选答案，请选择1个最佳答案）

1. 患者，女性，30岁。停经1年余。疑诊催乳素瘤而进行血清催乳素检查，其值为多少可确诊（　）。
   A. <200μg/L
   B. >200μg/L
   C. >300μg/L
   D. <300μg/L
   E. <100μg/L

2. 促性腺激素释放激素可促进哪些激素分泌增加（　）。
   A. 加压素
   B. 褪黑激素
   C. 缩宫素
   D. 促黑色素细胞激素
   E. 卵泡刺激素、黄体生成素

3. 生长激素激发试验的主要目的是（　）。
   A. 诊断体质性矮小症
   B. 了解IGF-1的水平
   C. 了解生长激素在外周的脂溶作用
   D. 了解生长激素分泌潜能
   E. 鉴别诊断下丘脑疾病与垂体疾病

4. 在皮质醇增多症患者中比较少见的症状是（　）。
   A. 骨质疏松
   B. 向心性肥胖
   C. 高血压
   D. 高血糖
   E. 胆固醇明显增高

5. 最早被发现且研究最广泛的异位激素分泌综合征是（　）。
   A. 肿瘤所致的低血糖症
   B. 异位血管升压素综合征
   C. 伴肿瘤的高钙血症
   D. 异位ACTH综合征
   E. 异位人绒毛膜促性腺激素综合征

6. 长期缺钾造成的肾脏损害主要是（　）。
   A. 肾小球滤过功能下降
   B. 肾小球基底膜增厚
   C. 肾小管稀释功能下降
   D. 肾小管浓缩功能下降
   E. 肾小管分泌功能下降

7. 原发性甲状腺功能减退症最主要的原因是（　）。
   A. 碘致甲状腺功能亢进症
   B. 绒毛膜癌
   C. 多结节性毒性甲状腺肿
   D. 滤泡状甲状腺癌
   E. 慢性淋巴细胞性甲状腺炎

8. 毒性弥漫性甲状腺肿患者，突然双下肢不能动，膝腱反射减退，但无肌萎缩，可能的诊断是（　）。
   A. 甲亢慢性肌病
   B. 并发周期性麻痹
   C. 合并重症肌无力
   D. 甲亢急性肌病
   E. 并发周围神经炎

9. 下列有关嗜铬细胞瘤的叙述，正确的是（　）。
   A. 发病率男性多于女性
   B. 大多为恶性肿瘤
   C. 大多病情凶险，很难治愈
   D. 大多数病例如能及早治疗，可以治愈
   E. 瘤体产生大量的肾上腺素，使血压急剧升高

10. 关于甲巯咪唑治疗甲亢的作用机制，下列叙述不正确的是（　）。
   A. 抑制甲状腺过氧化酶活性
   B. 抑制碘的活化
   C. 抑制酪氨酸碘化
   D. 抑制碘化酪氨酸的组合
   E. 抑制甲状腺激素的释放

11. 碳酸氢钠处理糖尿病酮症酸中毒的指征为（　）。
   A. 治疗酸中毒的最初 2 小时
   B. 出现血钾过高
   C. 出现心律紊乱
   D. 血 pH <7.0
   E. 血 pH <7.3

12. 关于高尿酸血症的叙述不正确的是（　）。
   A. 高尿酸血症的发生以内源性嘌呤代谢紊乱为主
   B. 高尿酸血症基本都要发展为临床痛风
   C. 高尿酸血症的原因包括尿酸排泄障碍和生成过多
   D. 高尿酸血症者常伴有肥胖、糖尿病及高血压等
   E. 高尿酸血症可分为原发性和继发性

13. 关于缓解急性痛风性关节炎的药物，叙述正确的是（　）。
   A. 秋水仙碱效果最好
   B. 可首选泼尼松
   C. 同时使用秋水仙碱和降尿酸药
   D. NSAIDs 效果最好
   E. 秋水仙碱治疗剂量与中毒剂量十分接近

14. 在进行儿茶酚胺检查时，应避免一些药物对结果的影响，这些药物不包括（　）。
   A. 吗啡
   B. 奎宁
   C. 可乐定（氯压定）
   D. 拉贝洛尔
   E. 青霉素

15. 关于甲状腺功能亢进症的药物治疗，下列叙述不正确的是（　）。
   A. 疗程为 2 年左右
   B. 如症状缓解，甲状腺肿大加重，可加少量甲状腺素
   C. 可用甲状腺^{131}I 吸收率来判断其是否控制
   D. 症状控制，T_3、T_4正常后，逐渐减为维持量
   E. 适用于年轻、病情轻、甲状腺肿块较小的甲状腺功能亢进症患者

16. Klinefelter 综合征的实验室检查结果不包括（　）。
   A. 血 LH、FSH 水平低于正常
   B. 睾丸超声显示睾丸体积小于正常
   C. 染色体核型为 47,XXY
   D. 血睾酮水平低于正常
   E. 睾丸活检显示生精小管玻璃样变性

17. 以下对甲状腺激素结合球蛋白（TBG）无影响的是（　）。
   A. 妊娠
   B. 雄激素、糖皮质激素

C. 肾病综合征、低蛋白血症
D. 肝炎、重症肝病
E. 肺部感染

18. 不属于 MEN1 的特征性组分的疾病是（　）。
A. 甲状腺功能亢进症
B. 垂体瘤
C. 胃泌素瘤
D. 甲状旁腺功能亢进症
E. 胰岛素瘤

19. 胰高血糖素瘤的临床表现不包括（　）。
A. 体重下降
B. 移行性坏死性皮炎
C. 贫血
D. 多发性神经根炎
E. 1 型糖尿病

20. 下列试验对于鉴别肾上腺皮质瘤与肾上腺皮质增生最有意义的是（　）。
A. 17-羟皮质类固醇
B. 血浆皮质醇
C. 17-酮皮质类固醇
D. 24 小时尿游离皮质醇
E. 甲吡酮试验

21. 高渗性非酮症糖尿病昏迷患者的实验室检查较常见的是（　）。
A. 血浆渗透压 300mmol/L
B. 血糖 16. 6mmol/L
C. 尿酮体弱阳性
D. 血肌酐升高
E. 血钠 145mmol/L

22. 下列叙述不正确的是（　）。
A. 细胞外液占体重的 20%~25%
B. 血浆占体重的 4%~5%
C. 组织间液占体重的 15%~20%
D. 细胞内液占体重的 35%~40%
E. 成人体液量占体重的 55%~65%

23. 当血管升压素和醛固酮分泌增多时，以下叙述正确的是（　）。
A. 水、钠和钾的排出量均增加
B. 水和钠排出量减少，钾排出量增加
C. 水、钠和钾的排出量均减少
D. 水和钾排出量减少，钠排出量增加
E. 水排出量增加，钠和钾排出量均减少

24. 患者，女性，42 岁。糖尿病 6 年，胰岛素治疗已 2 年，平均 32~40U/d。2 天前食用冰箱内食物后出现水样泻，每日 4~6次，嗜睡 1 天，间断抽搐 2 小时，急诊入院。查体：脱水貌，浅昏迷，血压 120/75mmHg、心率 120 次/分。下列检查对诊断昏迷最有帮助的是（　）。
A. 床边 ECG
B. 大便常规 + 隐血
C. 血糖、血酮体测定
D. 脑部 CT 或 MRI
E. 血、尿 Cr、BUN 测定

25. 关于成人每日水的出入量，其中不显性皮肤蒸发（　）。
A. 约 300ml
B. 约 500ml
C. 50~100ml
D. 650~1600ml
E. 1500~2500ml

26. 关于浸润性突眼的病理，叙述不正确的是（　）。
A. 黏多糖沉积和透明质酸减少
B. 眼肌水肿增大
C. 纹理模糊，透明性变

D. 可出现球结膜充血、水肿
E. 眼球球后组织常有脂肪、淋巴细胞、浆细胞浸润，纤维组织增多

27. 下列疾病中，血中的 ACTH 增加的是（　）。
A. 希恩（Sheehan）综合征
B. 肢端肥大症
C. 原发性醛固酮增多症
D. Addison 病
E. 肾上腺皮质腺瘤引起的库欣综合征

28. 甲亢治疗方法中，最易引起甲状腺功能减退的是（　）。
A. 使用丙硫氧嘧啶
B. 使用甲巯咪唑
C. 放射性 ^{131}I 治疗
D. 手术次全切除甲状腺
E. 使用复方碘溶液

29. 下述指标对诊断原发性甲状腺功能减低最为敏感的是（　）。
A. TT_3
B. FT_3
C. TT_4
D. FT_4
E. STSH

30. 皮质醇增多症最常见的病因为（　）。
A. 肾上腺皮质腺瘤
B. 双侧肾上腺皮质增生
C. 肾上腺皮质腺癌
D. 异位 ACTH 综合征
E. 医源性糖皮质激素过多

31. 腺垂体功能减退症常先出现（　）。
A. 皮肤色素沉着
B. 溢乳-闭经
C. 继发性糖尿病
D. 产后无乳汁，长期闭经不育
E. 体位性头晕，低血压

32. 导致糖尿病酮症酸中毒患者出现休克的因素不包括（　）。
A. 心脏排血量减少
B. 酸中毒
C. 严重肾脏功能损害
D. 严重失水
E. 组织缺氧导致毛细血管扩张

33. 关于原发性醛固酮增多症的实验室检查，叙述正确的是（　）。
A. 高醛固酮、高肾素活性、高皮质醇
B. 高醛固酮、低肾素活性、高皮质醇
C. 高醛固酮、高肾素活性、低皮质醇
D. 高醛固酮、低肾素活性、正常皮质醇
E. 低醛固酮、低肾素活性、正常皮质醇

34. 关于餐后反应性低血糖症的临床表现，叙述不正确的是（　）。
A. 症状自发地在每天固定时间内出现
B. 低血糖大多发生在餐后 2~4 小时
C. 常出现肾上腺素分泌过多所致症状
D. 血糖降低一般不会低于 2.8mmol/L（50mg/dl）
E. 症状不定时地出现

35. 不会发生糖耐量减低或糖尿病的疾病是（　）。
A. 肢端肥大症
B. 毒性弥漫性甲状腺肿
C. Addison 病
D. 嗜铬细胞瘤
E. 醛固酮瘤

二、多选题（以下每道考题有5个备选答案，每题至少有2个正确答案）

1. 在库欣综合征中，明显的低血钾性碱中毒主要见于（　）。
   A. 肾上腺皮质癌
   B. 异位ACTH综合征
   C. Meador综合征
   D. 肾上腺皮质腺瘤
   E. 不依赖ACTH性双侧肾上腺大结节性增生

2. 继发性肥胖症常见的疾病有（　）。
   A. 下丘脑–垂体疾病
   B. 体质性肥胖
   C. 胰岛素瘤
   D. 皮质醇增多症
   E. 甲状腺或性腺功能减退症

3. 下列各项属于自身免疫性甲状腺炎的是（　）。
   A. 急性化脓性甲状腺炎
   B. 产后甲状腺炎
   C. 急性甲状腺炎
   D. 慢性淋巴细胞性甲状腺炎
   E. 亚急性无痛性甲状腺炎

4. 呼吸性酸中毒合并代谢性碱中毒时的血气分析结果包括（　）。
   A. $PaCO_2$升高
   B. pH偏高
   C. HCO_3^-明显升高
   D. 血钾降低，血氯降低
   E. BE为负值

5. 泌乳素瘤的临床表现主要有（　）。
   A. 女性患者表现为溢乳、闭经和不孕
   B. 男性患者表现为勃起功能障碍、性欲减退与不育
   C. 头痛、视野缺损和其他脑神经压迫症状
   D. 癫痫发作、脑积液鼻漏等
   E. 发热

6. 下述不适于放射性^{131}I治疗的甲亢患者是（　）。
   A. 对抗甲状腺药物有过敏反应而不能续用或长期治疗无效或停药后复发者
   B. 并发心肝肾等疾病不宜手术或术后复发或不愿手术者
   C. 妊娠或哺乳期妇女
   D. 20岁以下者
   E. 甲状腺摄碘低下者

7. 促甲状腺激素的生理作用有（　）。
   A. 促进甲状腺激素的释放
   B. 促进甲状腺滤泡摄碘功能
   C. 促进甲状腺激素的合成
   D. 致突眼作用
   E. 促进甲状腺滤泡细胞增生

8. 关于弥漫性甲状腺肿伴甲状腺功能亢进症，叙述正确的是（　）。
   A. 可有水冲脉
   B. 可有血胆固醇明显升高
   C. 可有不同程度的突眼
   D. 可有主动脉瓣关闭不全
   E. 血TRAb可阳性

9. 有关甲状腺肿大，正确的是（　）。
   A. 甲亢时多数有甲状腺肿大
   B. 甲亢时如有甲状腺肿大，即可闻及血管鸣音
   C. 甲状腺肿大甲状腺激素不一定分泌增多

D. 甲状腺激素增多甲状腺一定肿大
E. 甲状腺峡部肿大，尤其是锥体叶肿大适度怀疑桥本甲状腺炎

10. 关于男性乳腺增生症的临床表现，叙述正确的有（　）。
A. 往往两侧不对称或单侧增生
B. 可出现乳晕皮肤粘连或乳头凹陷
C. 体积小、活动性好、界限清楚
D. 乳房触诊手指合拢时多无阻力感
E. 少数患者在挤压乳头时可见少量白色分泌物溢出

11. 下列疾病属于腺垂体疾病的有（　）。
A. 巨人症
B. 肢端肥大症
C. 尿崩症
D. 高泌乳素血症
E. 催乳素瘤

12. 关于 Klinefelter 综合征的临床表现，叙述正确的有（　）。
A. 血 LH、FSH 水平低于正常
B. 睾丸体积小于 4ml
C. 成年后血睾酮浓度低于正常
D. 乳房女性化
E. 染色体核型最常见的是 47,XXY

13. 可用来治疗生长激素瘤的药物有（　）。
A. 兰乐肽
B. 卡麦角林
C. 溴隐亭
D. 奥曲肽
E. 米托坦

14. 血脂常规检查项目包括（　）。
A. LDL-C
B. TG
C. VLDL
D. TC
E. HDL-C

15. 关于 Addison 病的治疗，叙述正确的有（　）。
A. 应终身使用激素替代治疗
B. 平时采用肾上腺皮质激素替代治疗，有感染等应激状态时适当增加剂量
C. 模拟激素生理分泌周期，8am 时口服每日总量的 2/3，4pm 时口服每日总量的 1/3
D. 食盐的摄入量应充分，部分患者需加用盐皮质激素
E. 对有活动性结核患者，应积极抗结核治疗，同时适当减少替代的肾上腺皮质激素量

16. 关于糖尿病酮症酸中毒的治疗，叙述正确的有（　）。
A. 充分补液
B. 持续静脉滴入小剂量胰岛素
C. 积极治疗电解质紊乱
D. 尽早使用碳酸氢钠纠正酸中毒
E. 第 1 个 24 小时输液总量 4000～5000ml，严重失水者可达 6000～8000ml

17. ACTH 依赖性皮质醇增多症病因鉴别诊断的试验方法包括（　）。
A. ACTH
B. 大剂量地塞米松抑制试验
C. CRH 兴奋试验
D. 胰岛素低血糖兴奋试验
E. 小剂量地塞米松抑制试验和 CRH 兴奋试验联合试验

18. 关于肾上腺危象的临床表现，叙述正确的有（　）。
A. 突出表现是低血容量性休克
B. 易误诊为急腹症

C. 表现为发热、厌食、恶心、呕吐
D. 表现为神志模糊、定向力障碍
E. 多数患者甚至有腹肌紧张及反跳痛

19. 患者，女性，64 岁。左侧腰部胀痛，行 CT 扫描。下列说法正确的是（ ）。
A. 左肾区可见一巨大的占位性病灶，界限较清楚，胰腺尾部受压向前推移
B. 该病灶密度不均匀，其内可见脂肪密度影，且呈不均匀强化
C. 考虑为左肾来源的血管平滑肌脂肪瘤
D. 考虑为左侧肾上腺来源的髓样脂肪瘤
E. 考虑为腹膜后来源的脂肪肉瘤

20. 原发性甲状旁腺功能亢进症的常规生化检查项目包括（ ）。
A. 血清钙
B. 血清磷
C. 血清碱性磷酸酶
D. 血清甲状旁腺素（PTH）
E. 血降钙素

三、案例分析题（每个案例至少有 3 个提问，每个提问有多个备选答案，其中正确答案有 1 个或几个）

（1~5 题共用题干）

患者，女性，20 岁。心悸、多汗、胃纳亢进伴消瘦 2 个月余就诊。查体：甲状腺Ⅱ度肿大，右上极可闻及血管杂音。

1. 在询问病史及体检时，下列最不可能出现的情形是（ ）。
A. 手抖
B. 舌颤
C. 月经过多
D. 水冲脉
E. 突眼

2. 初诊时选择的最合理的检查是（ ）。
A. FT_3、FT_4、TSH 测定
B. TRAb、TRH 兴奋试验
C. T_3抑制试验
D. TT_3、TT_4、TSH 测定
E. TIU 试验

3. 患者若被诊断为甲亢，则最不可能出现的情形为（ ）。
A. TSH↓
B. TSH↑
C. TRAb 阳性
D. 摄碘率正常
E. TGAb、MCA↑

4. 进行治疗期间应该监测的指标有（ ）。
A. 心率
B. 大便次数
C. 甲状腺功能
D. 血脂情况
E. 血常规、肝功能

5. 诊断确立后，在任何时候都是错误的治疗是（ ）。
A. 抗甲状腺药物
B. 手术
C. ^{131}I 治疗
D. 普萘洛尔（心得安）
E. 消瘿汤（含海藻、昆布）

（6~8 题共用题干）

患者，女性，50 岁。高血压史 25 年，3 年来间断发作四肢无力，1 个月前发作时患者不能自行起床，院外测血钾 2.8mmol/L，入院后查血钾 3.0mmol/L，24 小时尿钾 40mmol/L，血压 160/90mmHg。

6. 为明确诊断应进一步做的检查有（ ）。
A. 肾上腺 CT
B. 卧立位试验
C. 24 小时尿皮质醇
D. 血气分析
E. 胰升糖素激发试验

7. 患者卧立位试验显示低肾素，高醛固酮，且立位醛固酮低于卧位醛固酮，考虑患者为（ ）。
A. 醛固酮瘤
B. 肾动脉狭窄
C. 肾素瘤
D. Liddle 综合征
E. 特发性醛固酮增多症

8. 该患者的治疗首选（ ）。
A. 阿米洛利
B. 螺内酯（安体舒通）
C. 补钾 + 钙离子拮抗剂
D. 手术
E. 补钾 + ACEI 类抗高血压药

（9~12 题共用题干）

患者，女性，17 岁。心悸、多汗半年。近 1 个月出现多饮、多尿就诊。查体：明显消瘦，双眼略突出，甲状腺Ⅱ度肿大，双上极可闻及血管杂音。血 FT_3 33.5pmol/L，FT_4 40pmol/L，TSH 0.01mU/L（0.01μU/ml）。

9. 为了全面诊断，应考虑进行的检查不包括（ ）。
A. TRH 兴奋试验
B. 甲状腺吸碘率测定
C. 空腹及餐后 2 小时血糖测定
D. 促甲状腺激素受体抗体（TRAb）测定
E. 甲状腺球蛋白抗体、甲状腺微粒体抗体测定

10. 患者三餐前尿糖均为（++~ +++），空腹血糖 12~16mmol/L，HbA1c 12.1%。可能性最大的诊断是（ ）。
A. 1 型糖尿病
B. 营养不良相关性糖尿病
C. 2 型糖尿病
D. 特殊类型糖尿病
E. 应激性高血糖

11. 此时应选择的最为恰当的糖尿病控制方案是（ ）。
A. 双胍类治疗
B. 口服磺脲类降糖药
C. 立即开始胰岛素治疗
D. 必须首先单独控制饮食 4 周
E. 单纯控制甲状腺功能亢进即可

12. 题中患者进行甲状腺功能亢进治疗，应选择的方案最为恰当的是（ ）。
A. 抗甲状腺药物治疗
B. ^{131}I 治疗
C. 免疫抑制剂治疗
D. 小剂量抗甲状腺药物治疗
E. 手术治疗

（13~15 题共用题干）

患者，女性，28 岁。未婚。因心慌、多汗 1 个月余就诊。自述有 5 年哮喘史。查体：甲状腺Ⅱ度肿大，双上极可闻及血管杂音，心率 120 次/分，T_3 3.2ng/ml，T_4 196ng/ml。吸碘率：3 小时 39%、24 小时 92%。

13. 患者应该选择的治疗方案不包括（ ）。
A. 甲巯咪唑加地西泮
B. 甲巯咪唑加普萘洛尔
C. 丙硫氧嘧啶加普萘洛尔
D. ^{131}I 治疗
E. 充分手术前准备后手术治疗

14. 患者在入院后表现为坐立不安、大汗、

高热，心率 145 次/分。此时最可能诊断为（ ）。
A. 甲亢伴心力衰竭
B. 甲亢危象
C. 甲亢伴感染
D. 甲亢伴躁狂
E. 甲亢

15. 患者在抢救甲状腺功能亢进危象时应首选的治疗药物为（ ）。
A. 甲巯咪唑
B. 复方碘液
C. 糖皮质激素
D. 丙硫氧嘧啶
E. 大剂量普萘洛尔

（16~20 题共用题干）

患者，男性，24 岁。因性功能下降 4 年来诊。查体：身高 175cm；皮肤无色素沉着，无胡须和喉结，有乳腺发育，无腋毛，阴毛少许，睾丸约 3ml，质韧，阴茎约 4cm。

16. 患者最可能的诊断是（ ）。
A. Klinefelter 综合征
B. 低促性腺激素型性腺功能减退症
C. Turner 综合征
D. 先天性肾上腺皮质增生
E. 心肌炎

17. 下列检查中可作为确诊依据的是（ ）。
A. GnRH 兴奋试验
B. 垂体 MRI
C. 染色体核型
D. 左手正位 X 线片评价骨龄
E. 外周性激素和促性腺激素测定

18. 患者的染色体核型特征最常见的是（ ）。
A. 47,XXY
B. 45,X
C. 47,X
D. 45,XXY
E. 47,XYY

19. Klinefelter 综合征的治疗措施包括（ ）。
A. GnRH 脉冲治疗
B. 雄激素替代治疗
C. 促性腺激素治疗
D. 心理及遗传咨询
E. 体外授精等辅助生育治疗

20. 由于患者需要雄激素长期替代治疗，下列治疗中属于禁忌的是（ ）。
A. 骨质疏松
B. 无精子生成
C. 前列腺结节
D. 糖、脂代谢异常
E. 促性腺激素水平高于正常

（21~23 题共用题干）

患者，女性，70 岁。因“胸闷、心前区不适 4 个月”来诊。患者平素怕冷，便秘。查体：肥胖，颜面、眼睑及手皮肤水肿，毛发稀疏；心界扩大，心率 60 次/分，律齐，心音低钝；肝肋下 3 指，肝颈静脉回流征（+）；双下肢胫前黏液性水肿。

21. 患者最可能的诊断是（ ）。
A. 冠心病、心力衰竭
B. 甲状腺功能减退、心力衰竭
C. 甲状腺功能减退、肾病综合征
D. 肾病综合征、心力衰竭
E. 甲状腺功能减退、冠心病、心力衰竭

22. 可能出现的实验室检查结果是（ ）。
A. 贫血
B. 肝功能异常
C. TSH 下降，FT_3、FT_4升高

D. 三酰甘油升高
E. TSH 升高，FT_3、FT_4下降

23. 给予甲状腺激素替代后，作为调整甲状腺激素替代剂量的依据是（ ）。
A. 尿量
B. 静息时血压
C. 胸闷发作次数
D. 静息时心率
E. 水肿消退情况

（24~27 题共用题干）

患者，女性，60 岁。因左上肢抽搐和昏迷而急诊。近半个月来患者反复畏寒、发热、恶心、精神不振，4 小时前开始神志不清，既往史不详，有糖尿病家族史。查体：肥胖体型，双瞳孔直径 3mm，尿糖(+++)，尿酮（+），二氧化碳结合力 19mmol/L，血钠 155mmol/L，血糖 33mmol/L。

24. 患者最可能的诊断是（ ）。
A. 低血糖
B. 糖尿病酮症酸中毒
C. 脑血管意外
D. 高渗性非酮症糖尿病昏迷
E. 脑血栓形成

25. 为确诊，能最快得到结果的首选检查为（ ）。
A. 测血电解质
B. 测血渗透压
C. 测血糖及 BUN 浓度
D. 测尿渗透压
E. 测阴离子间隙

26. 需要对该患者进行的处理措施有（ ）。
A. 补钾
B. 补碱
C. 大量补液
D. 静脉滴注普通胰岛素
E. 对症处理

27. 此病的预防主要是（ ）。
A. 预防感染
B. 加强保肝
C. 加强导管护理、无菌操作
D. 纠正水和电解质紊乱，预防酸中毒发生
E. 开始 1 周内注意葡萄糖输注的浓度、速度和与胰岛素的比例

（28~31 题共用题干）

患者，女性，32 岁。近 2 个月来出现进食减少，明显消瘦，多毛、痤疮、乳房萎缩、生须，血压 180/120mmHg，血钾 2. 8mmol/L，诉腹痛，查 24 小时尿 17-羟 120μmol、24 小时尿 17-酮 186μmol。

28. 该患者最可能的诊断是（ ）。
A. 垂体性库欣病
B. 肾上腺皮质腺瘤
C. 肾上腺皮质癌
D. 异位 ACTH 综合征
E. 肾上腺皮质增生

29. 可进行本疾病诊断的提示表现是（ ）。
A. 进食减少，明显消瘦
B. ACTH 兴奋试验呈过度反应
C. 血浆 ACTH 明显升高
D. 大剂量地塞米松抑制试验能被抑制
E. 女性明显男性化表现，血钾低

30. 该患者做大剂量地塞米松抑制试验会出现（ ）。
A. 被抑制
B. 不被抑制
C. 部分抑制
D. 无反应
E. 以上都不对

31. 该患者的治疗原则是（ ）。
A. 以放疗为主
B. 以支持治疗为主
C. 观察
D. 尽可能早期手术治疗，未能根治或已有转移者用药物治疗，减少肾上腺皮质激素的产生量
E. 以上都不对

（32~39 题共用题干）

患者，女性，28 岁。无性生活史，30 分钟前因昏迷入院。生化检查提示糖尿病，抢救后患者苏醒。

32. 为进一步诊断和治疗，还需要进行的检查是（ ）。
A. OGTT
B. TGAb
C. 空腹血糖和餐后 2 小时血糖
D. 空腹胰岛素和餐后 2 小时胰岛素
E. 空腹 C 肽和餐后 2 小时 C 肽

33. 患者听力正常，无糖尿病家族史。检查结果提示：空腹胰岛素和 C 肽水平很低，几乎测不到，餐后 2 小时不被激发，谷氨酸脱羧酶抗体（+）。可能性最大的诊断是（ ）。
A. LADA
B. MODY
C. 2 型糖尿病
D. 1 型糖尿病
E. 线粒体糖尿病

34. 该患者长期的治疗方案最有可能采用的是（ ）。
A. 单纯饮食加运动
B. 在饮食和运动的基础上加用双胍类药物
C. 在饮食和运动的基础上加用 α 糖苷酶抑制剂
D. 在饮食和运动的基础上加用噻唑烷二酮类药物
E. 在饮食和运动的基础上加用胰岛素

35. 如果患者使用三餐餐前注射短效胰岛素，出现“每餐餐后 2 小时血糖控制良好，但餐后 4 小时出现低血糖”，可以考虑使用的措施是（ ）。
A. 加用磺脲类药物
B. 加用双胍类药物
C. 加用餐时血糖调节剂
D. 加用 α 糖苷酶药物
E. 改用快速胰岛素类似物

36. 如果患者使用三餐餐前注射短效胰岛素，仍然每天空腹血糖很高，可以采用的措施是（ ）。
A. 加大现有每餐餐前胰岛素的用量
B. 在晨起时使用中效胰岛素
C. 加大早餐前胰岛素的用量
D. 在睡前使用中效胰岛素
E. 在睡前使用长效胰岛素类似物

37. 如果患者使用三餐餐前注射短效胰岛素并睡前注射中效胰岛素，第 2 天空腹血糖很高，应该考虑的原因为（ ）。
A. 黎明现象
B. 睡前中效胰岛素剂量不足
C. 睡前中效胰岛素剂量过大
D. 三餐餐前短效胰岛素剂量不足
E. 早餐前短效胰岛素剂量不足

38. 如果患者因某种原因出现一天需要胰岛素的剂量大于 200U，这种现象称为（ ）。
A. 胰岛素抵抗

B. 胰岛素抗药性
C. 胰岛素耐受
D. 胰岛素失效
E. 胰岛素耐药性

39. 如果患者在使用胰岛素期间出现胰岛素抗药性，可以考虑的措施为（　）。
A. 如果原来使用动物胰岛素，可以改用人胰岛素制剂
B. 停用胰岛素，改用磺脲类药物
C. 停用胰岛素，改用双胍类药物
D. 如果皮下注射胰岛素不能降低，可以改用静脉注射
E. 在原来胰岛素治疗的基础上加用糖皮质激素

（40~45 题共用题干）

患者，女性，46 岁。因“发热 2 天，昏迷 3 小时”由基层医院转诊。2 天前，患者于受凉后出现流涕、咳嗽，数小时后发热，最高达 41.2℃，自服药（具体不详）无效，遂到当地医院就诊，当时一般情况好。查体：体温 39.2℃，血压 100/60mmHg，呼吸 18 次/分，脉搏 90 次/分，心肺腹未查及异常。经抗炎、补液，体温下降，余症状未见好转，而意识逐渐模糊，血压下降，经使用白蛋白，血压稍有回升，很快又下降。3 小时前患者昏迷。既往史：体质差，易感冒且均较他人重，有濒死感。常述怕冷，易疲乏、落发多。月经生育史：已绝经多年（具体不详）。$G_1P_1A_0$，22 年前分娩一男婴时大出血，经抢救后好转。查体：体温 36.2℃，血压 80/40mmHg，呼吸 12 次/分，脉搏 60 次/分。昏迷。四肢冰凉，双肺呼吸音清，心率 60 次/分，心音低，腹无异常。头发稀少，腋毛脱失，阴毛未见。辅助检查：血常规 WBC 5.3×10^9/L，NEUT 2.2×10^9/L，Hb 96g/L，PLT 140×10^9/L；生化：Na^+ 125mmol/L，K^+ 4.9mmol/L，Glu 2.4mmol/L。

40. 本病诊断可能性最大的是（　）。
A. 脑出血
B. 脑梗死
C. 感染性休克
D. 严重急性呼吸综合征
E. 肾上腺危象

41. 确诊上述诊断最关键的检查是（　）。
A. 头颅 CT
B. 胸部 X 线
C. 血细菌、真菌及厌氧菌培养
D. 血皮质醇
E. 血糖

42. 抢救患者必须实施的措施有（　）。
A. 脱水
B. 积极抗感染
C. 静脉推注高糖
D. 使用糖皮质激素
E. 使用胶体升高血压

43. 根据该患者的既往史，应考虑患者存在的基础疾病是（　）。
A. 脑血管畸形
B. 艾滋病
C. 冠状病毒感染
D. Sheehan 综合征
E. 甲状腺功能减退症

44. 为了确诊上述基础疾病，需要进行的检查有（　）。
A. 头颅 CT 或 MRI
B. 病毒培养
C. 肾上腺皮质功能
D. 甲状腺功能
E. 性腺功能

45. 患者经抢救成功后，应该进行的治疗措施为（　）。
   A. 复查头颅 CT，如果仍有畸形，手术或介入治疗
   B. 按糖皮质激素–甲状腺激素–性激素的先后顺序给予替代治疗
   C. 按甲状腺激素–糖皮质激素–性激素的先后顺序给予替代治疗
   D. 按甲状腺激素–性激素–糖皮质激素的先后顺序给予替代治疗
   E. 按糖皮质激素–性激素–甲状腺激素的先后顺序给予替代治疗

参考答案

一、单选题

1. C	2. E	3. D	4. E	5. D	6. D	7. E	8. B	9. D	10. E
11. D	12. B	13. E	14. E	15. C	16. A	17. E	18. A	19. D	20. E
21. C	22. E	23. B	24. C	25. B	26. A	27. D	28. C	29. E	30. B
31. D	32. E	33. D	34. E	35. C					

二、多选题

1. AB	2. ACDE	3. BDE	4. ABCD	5. ABCD
6. CDE	7. ABCE	8. ACE	9. ACE	10. ACE
11. ABDE	12. BCDE	13. ABCD	14. ABDE	15. ABCD
16. ABCE	17. BC	18. ABCD	19. ABC	20. ABCD

三、案例分析题

1. C	2. A	3. B	4. ABCE	5. E
6. ABCD	7. A	8. D	9. ABDE	10. A
11. C	12. A	13. BCDE	14. B	15. D
16. A	17. C	18. A	19. BDE	20. C
21. B	22. ABDE	23. D	24. D	25. B
26. ACDE	27. E	28. C	29. E	30. B
31. D	32. DE	33. D	34. E	35. DE
36. BDE	37. ABC	38. B	39. ADE	40. E
41. D	42. BCDE	43. D	44. CDE	45. B

高级卫生专业技术资格考试用书
内分泌学模拟试卷（三）

中国协和医科大学出版社

模拟试卷（三）

一、单选题（以下每道考题有5个备选答案，请选择1个最佳答案）

1. 患者，女性，42岁。头痛2年余，最近3个月感觉视力下降。最可能诊断为（　）。
   A. 垂体瘤
   B. 脑膜瘤
   C. 垂体囊肿
   D. 颅咽管瘤
   E. 垂体腺瘤囊变

2. 库欣综合征患者发生高血压的原因不包括（　）。
   A. 肾素-血管紧张素系统激活
   B. 对血管活性物质加压反应增强，血管舒张系统受抑制
   C. 皮质醇可作用于盐皮质激素受体
   D. 库欣综合征患者常伴有动脉硬化和肾小动脉硬化
   E. 儿茶酚胺分泌过多

3. 下列哪个部位的病变常引起永久性尿崩症（　）。
   A. 排尿中枢
   B. 脑干
   C. 下丘脑正中隆突以上部位
   D. 第三脑室
   E. 正中隆突以下的垂体柄至神经垂体

4. 运动量较大的糖尿病患者饮食治疗各营养成分所占比例正确的是（　）。
   A. 碳水化合物50%～55%，脂肪25%～30%，蛋白质15%～20%
   B. 碳水化合物40%～50%，脂肪25%～30%，蛋白质25%
   C. 碳水化合物50%～60%，脂肪20%，蛋白质30%
   D. 碳水化合物60%～70%，脂肪20%，蛋白质20%
   E. 碳水化合物严格限制，其他不限

5. 慢性肾上腺皮质功能减退症临床表现少见的为（　）。
   A. 低血钾
   B. 贫血
   C. 低血压
   D. 食欲不振
   E. 低血糖

6. 关于内分泌功能的调节，叙述不正确的是（　）。
   A. 中枢神经系统通过神经递质直接作用于周围靶腺或靶组织
   B. 中枢神经系统通过神经递质调节下丘脑的肽类能神经细胞的功能
   C. 周围靶腺分泌的激素，可反作用于相关的促激素腺体（组织）
   D. 交感神经兴奋可促进胰高血糖素的分泌
   E. 副交感神经兴奋可促进胰岛素的分泌

7. 先天性肾上腺皮质增生是由于某种激素合成障碍，这种激素是（　）。
   A. 雄性激素
   B. 雌性激素
   C. 盐皮质激素
   D. 糖皮质激素

E. 甲状腺激素

8. 甲状腺扫描图中发现有一冷结节，下列叙述不正确的是（ ）。
A. 高功能自主性腺瘤
B. 亚急性甲状腺炎
C. 甲状腺脓肿
D. 甲状腺囊肿
E. 甲状腺癌

9. 在 Turner 综合征成年患者中，激素水平明显升高的是（ ）。
A. 甲状腺激素
B. 睾酮
C. 雌二醇
D. 生长激素
E. 黄体生成素（LH）

10. 对胰腺小肿瘤的定位有较高价值的检查方法是（ ）。
A. B 超
B. 核素扫描
C. MRI
D. 内镜超声
E. ^{111}In-奥曲肽扫描

11. 男性乳腺增生症的发病机制不包括（ ）。
A. 血液循环中雌激素水平升高
B. 雄激素受体对睾酮不敏感
C. 血液循环中雄激素水平下降
D. 乳腺组织局部的芳香化酶活性增强
E. 血液循环中泌乳素水平升高

12. 低血糖经处理后患者神志转清，后又陷入昏迷，血糖 3.0mmol/L。此时应（ ）。
A. 喂食饼干或糖水
B. 推注 50% 葡萄糖液直至患者清醒
C. 胰高血糖素皮下注射
D. 20% 甘露醇 200ml 脱水治疗
E. 静脉滴注 5% ~ 10% 葡萄糖液直至病情稳定

13. 亚急性甲状腺炎患者出现甲状腺功能亢进时，最适宜选用的治疗方案是（ ）。
A. 甲状腺次全切除
B. 放射性核素治疗
C. 使用普萘洛尔
D. 碘剂治疗
E. 使用甲巯咪唑 + 普萘洛尔

14. 随着年龄的增加，体内会发生的变化是（ ）。
A. LDL 受体活性增加
B. 机体分解代谢增加
C. 体内胆酸合成增加
D. 血浆胆固醇增加
E. 血浆胆固醇减少

15. 在功能性垂体腺瘤中，最常见的是（ ）。
A. 泌乳素瘤
B. 生长激素泌乳素混合瘤
C. 生长激素瘤
D. 促甲状腺素瘤
E. 促肾上腺皮质激素瘤

16. Graves 病中，最明显的体液免疫特征是在患者血清中可检出（ ）。
A. TSH 受体抗体（TRAB）
B. 甲状腺刺激性抗体（TSAB）
C. FT_3、FT_4升高
D. TSH 结合抑制免疫球蛋白（TBⅡ）
E. 以上都不对

17. 痛风发作时导致过饱和的血尿酸浓度一

般超过（　）。
A. 416. 2mmol/L
B. 416. 2μmol/L
C. 416. 2nmol/L
D. 416. 2pmol/L
E. 416. 2mol/L

18. 鉴别原发性和继发性靶腺功能减低时，最好的方法是（　）。
A. 代谢状态的测定
B. 靶腺激素的测定
C. 促激素的测定
D. 测定游离的靶腺激素
E. 影像学检查

19. 硫脲类药物治疗甲状腺功能亢进症的主要机制是（　）。
A. 抑制甲状腺对碘的吸聚作用
B. 抑制无机碘氧化为有机碘及碘化酪氨酸耦联
C. 抑制甲状腺释放甲状腺激素
D. 增加肝脏对甲状腺激素的降解代谢
E. 抑制甲状腺素脱碘变为三碘甲状腺原氨酸（T_3）

20. 对于类风湿关节炎的描述，下列不正确的是（　）。
A. 多见于女性
B. 一般上肢症状重于下肢
C. 呈多发性、对称性、游走性的小关节疼痛
D. 多见单个急性关节炎
E. 呈梭形肿胀

21. 不符合1型糖尿病临床特点的是（　）。
A. 起病年龄多>40岁
B. 酮症倾向
C. 发病峰龄为12~14岁
D. 慢性并发症以微血管并发症为主
E. 起病多急骤，甚至酮症或酮症酸中毒起病

22. 胫前黏液性水肿发生的机制为（　）。
A. 纤维组织增生
B. 糖蛋白及酸性葡萄糖胺聚糖沉积
C. 淋巴细胞浸润
D. 巨噬细胞浸润
E. 脂肪浸润

23. 引起SIADH最常见的肿瘤是（　）。
A. 胰腺癌
B. 肺燕麦细胞癌
C. 淋巴肉瘤
D. 网状细胞肉瘤
E. 十二指肠癌

24. 某患者发现右侧甲状腺部位一个结节，质中等，无压痛。对确定结节的性质最有价值的检查是（　）。
A. 甲状腺^{131}I吸收率测定
B. 基础代谢率测定
C. 血清蛋白结合碘测定
D. 血清总甲状腺素测定
E. 甲状腺核素检查

25. 代谢产物由胆汁排至肠道，很少经过肾排泄的磺脲类药物是（　）。
A. 格列本脲
B. 格列吡嗪
C. 格列奇特
D. 格列波脲
E. 格列喹酮

26. Whipple三联征确定的低血糖症标准中，低血糖症发作时血浆葡萄糖低于（　）。
A. 2. 5mmol/L
B. 2. 8mmol/L
C. 3. 0mmol/L

D. 3.2mmol/L
E. 3.5mmol/L

27. 放射性^{131}I治疗甲亢的适应证是（　）。
A. 长期服用胺碘酮
B. 年龄在25岁以下的Graves病
C. 甲状腺中度肿大的Graves病
D. 轻度的Graves病
E. 妊娠期甲亢

28. 患者，女性，30岁。经蝶窦行垂体泌乳素瘤手术2个月，放疗后1个月，血泌乳素123μg/L。下述治疗最适合的是（　）。
A. 左旋多巴治疗
B. 溴隐亭治疗
C. 赛庚啶治疗
D. 再次放疗
E. 行经额垂体瘤手术

29. 以下不属于脂溶性维生素的是（　）。
A. 维生素A
B. 维生素C
C. 维生素D
D. 维生素E
E. 维生素K

30. 无论哪一型高脂蛋白血症，首要的基本治疗措施是（　）。
A. 基因治疗
B. 血浆净化疗法
C. 外科治疗
D. 饮食治疗
E. 药物治疗

31. 以下描述符合Ⅰ型、Ⅱ型原发性骨质疏松症的是（　）。
A. 骨丢失速率均为匀速性
B. 骨丢失类型均为松质骨
C. 钙吸收均减少
D. 甲状旁腺功能Ⅰ型被刺激，Ⅱ型受抑制
E. Ⅰ型患病率女：男为6∶1，Ⅱ型患病率男女基本相等

32. 下列关于嗜铬细胞瘤的说法不正确的是（　）。
A. 是指嗜铬细胞起源的分泌儿茶酚胺的肿瘤
B. 临床表现存在许多不典型的表现
C. 大多数病例如能及早诊治，可以治愈
D. 可发生于任何年龄，以20~50岁多见
E. 多数患者有家族史

33. 高渗性失水时补液为（　）。
A. 补充5%葡萄糖溶液
B. 补充高渗盐水
C. 补充2:1溶液
D. 补充平衡盐溶液
E. 补充右旋糖酐

34. 糖尿病微血管病变的特点是（　）。
A. 毛细血管的内皮细胞受损
B. 毛细血管的动脉粥样硬化管腔狭窄
C. 毛细血管微血栓形成血流速慢
D. 毛细血管的钙化通透性降低
E. 毛细血管基底膜增厚，PAS染色阳性

35. 有关假性甲旁亢的叙述，正确的是（　）。
A. 指甲状旁腺的恶性肿瘤，引起高钙血症
B. 指某些恶性肿瘤分泌类PTH多肽物质，引起高钙血症
C. 指恶性肿瘤转移至甲状旁腺，引起高钙血症
D. 异位甲状旁腺疾病，引起高钙血症
E. 指甲状旁腺的疾病，引起高钙血症

二、多选题（以下每道考题有 5 个备选答案，每题至少有 2 个正确答案）

1. 肥胖症的内分泌功能检查中，可用于评估下丘脑–垂体–肾上腺轴功能的试验有（　）。
   A. ACTH 兴奋试验
   B. 地塞米松抑制试验
   C. 血浆皮质醇测定
   D. 螺内酯（安体舒通）试验
   E. 尿 17–羟、17–酮及尿游离皮质醇测定

2. 患者，男性，36 岁。抗甲状腺药物治疗 1 个月，但患者要求手术。术前满足的条件有（　）。
   A. 症状好转
   B. 复方碘溶液
   C. 心率控制在 <80 次/分
   D. 甲状腺激素水平在正常范围
   E. 继续抗甲状腺药物治疗 1 个月

3. Wolfram 综合征的主要表现有（　）。
   A. 低血糖
   B. 耳聋
   C. 糖尿病
   D. 视神经萎缩
   E. 尿崩症

4. 痛风的临床治疗要求达到的目的有（　）。
   A. 迅速控制痛风性关节炎的急性发作
   B. 预防急性关节炎复发
   C. 纠正高尿酸血症，以预防尿酸盐沉积造成的关节破坏及肾脏损害
   D. 手术剔除痛风石，对毁损关节进行矫形手术，以提高生活质量
   E. 以上都不是

5. 下列疾病所致性早熟中属于假性性早熟的有（　）。
   A. McCune–Albright 综合征
   B. 家族性高睾酮血症
   C. 特发性中枢性性早熟
   D. 卵巢颗粒细胞瘤
   E. 先天性肾上腺皮质增生症（21α、11β–羟化酶缺乏）

6. 甲减的病因有（　）。
   A. 甲状腺性甲减
   B. 垂体性甲减
   C. 下丘脑性甲减
   D. 消耗性甲减
   E. 甲状腺激素受体性甲减

7. 对人体生长和发育有影响的激素有（　）。
   A. 生长激素
   B. 性激素
   C. 甲状腺激素
   D. 肾上腺素
   E. 垂体后叶素

8. 高钾血症的治疗原则是（　）。
   A. 重症者可用血液透析
   B. 应用糖加胰岛素使血清 K^+ 转移至细胞内
   C. 保护心脏迅速降低血钾
   D. 尽量应用库存血
   E. 应用 $NaHCO_3$ 对抗 K^+ 对心脏的抑制作用

9. 下述指标发生变化时，可以同时直接反映呼吸和代谢因素的变化所致的酸碱平衡失常的有（　）。
   A. 血 pH
   B. 二氧化碳分压
   C. 缓冲碱
   D. 二氧化碳结合力
   E. 标准碳酸氢盐

10. 关于多囊卵巢综合征（PCOS），叙述正确的有（ ）。
A. 有高雄激素临床表现的 PCOS 患者均有高雄激素血症
B. LH 及 LH/FSH 值升高
C. 性激素结合球蛋白（SHBG）水平升高
D. 胰岛素抵抗/高胰岛素血症
E. 超声显示双侧卵巢均有 12 个以上直径 2~9mm 的小卵泡，即卵巢多囊样改变和/或卵巢体积增大

11. 酚苄明治疗嗜铬细胞瘤的副作用有（ ）。
A. 鼻塞
B. 直立性低血压
C. 瞳孔扩大
D. 恶心、流涎
E. 心动过速

12. 糖尿病酮症酸中毒的早期表现为（ ）。
A. 多尿，口渴，多饮
B. 呼吸有烂苹果味
C. 皮肤弹性差
D. 食欲减退
E. 血压下降

13. 关于 2 型糖尿病强化血糖控制，叙述不正确的有（ ）。
A. 减少微血管和神经并发症
B. 对大血管病变无益处
C. 增加低血糖发生风险
D. 预期寿命比较短的患者也可进行
E. 可使糖尿病病程较短、基线 GbA1c 较低的患者心血管疾病获得明显益处

14. 下列疾病所致性早熟中属于真性性早熟的有（ ）。
A. 错构瘤
B. 家族性高睾酮血症
C. 神经胶质瘤
D. 睾丸间质细胞瘤
E. 星形细胞瘤

15. 反映向心性肥胖程度的指标有（ ）。
A. 体重
B. BMI
C. 腰围
D. 腰臀比
E. 大腿围

16. 常见的 DM 微血管并发症有（ ）。
A. 糖尿病视网膜病变
B. 糖尿病周围神经病变
C. 糖尿病肾病
D. 腔隙性脑梗死
E. 肾动脉硬化

17. 有关胺前体摄取和脱羧（APUD）细胞系的描述正确的是（ ）。
A. 这些细胞大多由神经嵴外胚层演化而来，具有共同的组织化学及结构上的特征
B. 这些细胞大多由神经嵴内胚层演化而来，具有共同的组织化学及结构上的特征
C. 此类细胞广泛分布于肺、胃肠道、胰腺、肾上腺髓质等处
D. 此类肿瘤可产生的异位激素包括 ACTH、降钙素、舒血管肠肽、生长激素释放激素等
E. 以上都对

18. 关于痛风性肾病，叙述正确的有（ ）。
A. 病情进展较缓慢
B. 为尿酸盐结晶在肾间质组织沉积所致
C. 早期仅有间歇性蛋白尿和镜下血尿

D. 晚期可发展为慢性肾功能不全
E. 部分患者以关节症状为最初的临床表现

19. 关于糖尿病酮症酸中毒的实验室检查，叙述正确的有（　）。
A. 血糖一般为 16.7～33.3mmol/L，有时可达 55.5mmol/L
B. 尿糖、尿酮体强阳性
C. 二氧化碳结合力升高
D. 血酮体升高，正常 <0.6mmol/L
E. 碱剩余负值增大，阴离子间隙增大

20. 对胰岛素瘤患者应采用的治疗方式有（　）。
A. 肿瘤切除术
B. 使用生长抑素
C. 使用二氮嗪
D. 未找到肿瘤者可从胰头开始向胰尾逐渐分段切除
E. 未找到肿瘤者可从胰尾开始向胰头逐渐分段切除

三、案例分析题（每个案例至少有 3 个提问，每个提问有多个备选答案，其中正确答案有 1 个或几个）

（1～4 题共用题干）

患者，女性，30 岁。因纳亢、肥胖、乏力 1 年就诊。查体：身高 160cm，体重 75kg，唇旁有小须，下腹和大腿根部可见宽大紫纹，血压 170/100mmHg，空腹血糖 7.9mmol/L，血钾 3.2mmol/L。

1. 患者最可能的诊断是（　）。
A. 皮质醇增多症
B. 醛固酮增多症
C. 2 型糖尿病
D. 高血压
E. 肥胖症

2. 为明确诊断必须做的最为敏感的检查是（　）。
A. 24 小时尿游离皮质醇测定
B. 血浆皮质醇节律测定
C. 24 小时尿 17-羟、17-酮测定
D. OGTT
E. 24 小时血浆 ACTH 节律测定

3. 进一步检查发现患者 24 小时尿游离皮质醇增高，血浆皮质醇：上午 8 时 414mmol/L（15μg/dl）；下午 4 时 331.2mmol/L（12μg/dl）；0 点 281.5mmol/L（10.2μg/dl）。为了明确诊断还应进行的检查为（　）。
A. ACTH 兴奋试验
B. 甲吡酮试验
C. 大剂量地塞米松抑制试验
D. CRF 兴奋试验
E. 小剂量地塞米松抑制试验

4. 患者应用口服地塞米松每 6 小时 0.5mg，连续口服 2 天，服药后 24 小时尿 17-羟、17-酮较服药前下降了 67%。此时可能诊断为（　）。
A. 皮质醇增多症
B. 肾上腺皮质腺瘤
C. 垂体 ACTH 腺瘤
D. 多囊卵巢综合征
E. 单纯性肥胖

（5～7 题共用题干）

患者，女性，23 岁。因心悸、乏力、出汗、食欲亢进 2 个月，眼部不适 1 个月来诊。1 个月前开始出现双眼凝视时疼痛，球

后压迫感，畏光、流泪、异物感。查体：双眼裂增宽，眼睑挛缩，突眼度左眼21mm，右眼23mm，眼阜水肿，眼睑水肿，结膜充血，无明显复视和视物模糊。

5. 患者最有可能的诊断是（　）。
   A. 甲状腺相关性眼病
   B. 肢端肥大症
   C. 球后淋巴瘤
   D. 肿瘤转移眼肌受累
   E. 眼肌炎

6. 患者眼病严重度分级为（　）。
   A. 轻度
   B. 中重度
   C. 0级
   D. 1级
   E. 2级

7. 根据病情，下列叙述不正确的是（　）。
   A. 患者眼病处于活动期，首选生长抑素治疗
   B. 患者眼病处于活动期，首选糖皮质激素治疗
   C. 无论患者目前眼病及甲状腺功能如何，首选加用左甲状腺素钠
   D. 患者眼病处于非活动期，可行手术治疗
   E. 患者眼病处于非活动期，等待观察眼病变化，必要时可选用糖皮质激素治疗

（8~12题共用题干）

患者，女性，33岁。既往体健。突然发生多尿2周，明显口渴，多饮，每日饮水6~7L。初步考虑为尿崩症。

8. 以下症状或体征与尿崩症有关的是（　）。
   A. 头痛
   B. 高钠血症
   C. 乏力
   D. 周期性瘫痪
   E. 可有精神症状

9. 初诊时，应该首先选择的筛选检查是（　）。
   A. 测定尿比重
   B. 测定血钠浓度
   C. 测定尿渗透压
   D. 测定血浆渗透压
   E. 测定血浆AVP水平

10. 鉴别中枢性尿崩症和肾性尿崩症应选择的试验是（　）。
   A. 低钠试验
   B. 水利尿试验
   C. 高钠盐水试验
   D. 禁水–加压素试验
   E. 血、尿渗透压联合测定

11. 若患者皮下注射血管升压素后尿量无明显减少，尿渗透压仍为200mmol/L，以下诊断正确的是（　）。
   A. 肾性尿崩症
   B. 腺垂体功能减退
   C. 肾上腺皮质功能不全
   D. 中枢性尿崩症
   E. 部分性尿崩症

12. 若该患者诊断为肾性尿崩症，应选择的治疗药物为（　）。
   A. 氯磺丙脲
   B. 氢氯噻嗪
   C. 去氨加压素（DDAVP）
   D. 卡马西平
   E. 氯丙嗪

（13~16题共用题干）

患者，女性，56岁。近2天出现口周麻木、手足抽搐如助产士手，曾有一过性的

神志丧失。

13. 以下需要进行的检查有（　）。
   A. 血游离钙、磷，尿游离钙、磷
   B. 血 PTH
   C. 血肾功能
   D. 血气分析
   E. 血清蛋白测定

14. 下列哪类电解质紊乱与症状加重关系不大（　）。
   A. 血钙
   B. 血磷
   C. 血钾
   D. 血铁
   E. 血镁

15. 若血 PTH 减低，最可能的诊断是（　）。
   A. 甲旁减
   B. 原发性甲旁亢
   C. 氟骨症
   D. 肾性骨病
   E. 骨软化症

16. 该患者在实验室检查中可能会出现的情况有（　）。
   A. 头颅 CT 示转移性钙化
   B. Chvostek 征与 Trousseau 征阳性
   C. 肾功能正常
   D. 血钙低、血磷高、尿钙排出增加、尿磷排出减少
   E. 心电图可见 QT 间期延长，T 波低平，传导阻滞

（17~19 题共用题干）

患者，女性，15 岁。1 周前体检发现甲状腺肿大来诊。无自觉症状。查体：甲状腺肿大，没有超过胸锁乳突肌，质软，光滑，无触痛。实验室检查：T_4 90mmol/L（正常值 65~169mmol/L），T_3 1.9mmol/L（正常值 1.1~3.1mmol/L），TSH 3.0mU/L（正常值 0.6~4.0mU/L）。

17. 患者可诊断考虑为（　）。
   A. 单纯性甲状腺肿
   B. 甲状腺炎
   C. 甲状腺功能亢进
   D. 甲状腺功能减退
   E. 甲状腺癌

18. 甲状腺放射活性碘摄取及 T 抑制试验结果可能是（　）。
   A. 3 小时 ^{131}I 摄取率 20%，24 小时 ^{131}I 摄取率 45%，T_3 给药可抑制
   B. 3 小时 ^{131}I 摄取率 20%，24 小时 ^{131}I 摄取率 45%，T_3 给药不可抑制
   C. 3 小时 ^{131}I 摄取率 39%，24 小时 ^{131}I 摄取率 92%，T_3 给药可抑制
   D. 3 小时 ^{131}I 摄取率 39%，24 小时 ^{131}I 摄取率 92%，T_3 给药不可抑制
   E. 3 小时 ^{131}I 摄取率 42%，24 小时 ^{131}I 摄取率 76%，T_3 给药不可抑制

19. 该患者最合适的治疗措施是（　）。
   A. 次全甲状腺切除术
   B. L-T_4
   C. 复方碘剂
   D. 放射性碘
   E. 定期检查甲状腺及甲状腺功能

（20~27 题共用题干）

患者，男性，36 岁。因多尿、烦渴、多饮 1 个月来诊。1 个月前患者无明显诱因出现多尿，一日尿量约 4000ml，伴多饮，日饮水约 3000ml，无其他自觉不适，体重无减轻。既往体健，无类似疾病的家族史。

20. 对于该患者，目前要考虑的疾病有（　）。
   A. 肾病综合征
   B. 尿崩症

C. 糖尿病
D. 甲状腺功能亢进症
E. 精神性烦渴

21. 下列检查对于该患者的诊断有意义的有（ ）。
A. 甲状腺功能
B. 血糖
C. 血肌酐
D. 尿渗透压
E. 尿比重

22. 检查结果为：空腹血糖 4.1mmol/L，餐后 2 小时血糖 6.5mmol/L，血肌酐 78μmmol/L，血渗透压 275mmol/L，尿比重 1.004，尿渗透压 190mmol/L。下列叙述正确的是（ ）。
A. 考虑精神性烦渴，建议行禁水试验
B. 不能排除糖尿病，建议行 OGTT
C. 考虑尿崩症，建议行 AVP 检查
D. 考虑精神性烦渴，建议行 AVP 检查
E. 考虑尿崩症，建议行禁水试验

23. 患者生活在城市有充分的水供应，如果不予治疗，后果为（ ）。
A. 也将很快死亡
B. 一般健康不受影响
C. 将逐渐出现多食、易饥、体重下降
D. 将逐渐出现发热、咳嗽、气促、心悸
E. 将逐渐出现颜面下肢水肿，继而尿少、头痛、头晕

24. 以下检查可以鉴别尿崩症和精神性烦渴的是（ ）。
A. 尿比重
B. 尿渗透压
C. AVP
D. 禁水试验
E. 禁水-加压试验

25. 典型尿崩症的特点有（ ）。
A. 尿量增多，一般 4~10L/d
B. 低渗尿
C. 尿渗透压 < 血渗透压
D. 尿渗透压 > 血渗透压
E. 尿比重大于正常

26. 对可疑尿崩症的患者进行禁水试验，出现以下情况就应该停止该试验（ ）。
A. 患者自觉口渴明显
B. 患者排尿较多
C. 体重下降 3%~5%
D. 体重下降 10%
E. 血压明显下降

27. 以下可以用于治疗尿崩症的药物为（ ）。
A. 去氨加压素
B. 垂体后叶素
C. 氢氯噻嗪
D. 氯磺丙脲
E. 卡马西平

（28~31 题共用题干）

患者，男性，35 岁。因口渴、多饮、多尿 1 个月来诊。空腹尿相对密度偏低。

28. 下列可考虑的疾病有（ ）。
A. 完全性中枢性尿崩症
B. 部分性中枢性尿崩症
C. 肾性尿崩症
D. 原发性醛固酮增多症
E. 慢性肾炎肾功能不全

29. 为确诊此患者是否存在尿崩症，首选的检查为（ ）。
A. 禁水试验
B. 测量每日尿总量
C. 禁水-加压素联合试验
D. 测血浆渗透压
E. 测尿渗透压

30. 在用以鉴别完全性与部分性中枢性尿崩症的禁水-加压素联合试验中，下列指标最具鉴别诊断意义的是（　）。
A. 禁水后的尿渗透压测定
B. 禁水后的尿相对密度
C. 禁水后尿量减少程度
D. 注射垂体加压素后尿渗透压升高超过9%
E. 注射垂体加压素后尿相对密度比禁水后最高尿相对密度增加的百分率

31. 下列药物中可以用于治疗尿崩症的有（　）。
A. 氯磺丙脲
B. 吲达帕胺（寿比山）
C. 氯贝丁酯（安妥明）
D. 氢氯噻嗪（双氢克尿塞）
E. 螺内酯（安体舒通）

（32~33 题共用题干）

患者，女性，20 岁。因颅咽管瘤术后闭经伴乏力、嗜睡，食欲减退，怕冷 3 年，恶心、呕吐 3 天来诊。查体：体温 36.8℃，脉搏 50 次/分，血压 90/55mmHg。实验室检查：FT_4、FT_3降低，TSH 水平为正常参考值的低限，血钠 130mmol/L。

32. 下列处理措施正确的有（　）。
A. 补充 0.9% 氯化钠溶液
B. 予以高热量、高维生素食物
C. 先补充肾上腺皮质激素
D. 血皮质醇测定
E. 甲状腺功能减退诊断明确，立即补充甲状腺激素

33. 对该患者进行的最佳治疗方法是（　）。
A. 靶腺激素替代
B. 垂体促激素刺激靶腺
C. 应用促激素释放激素
D. 补充靶腺激素调节物质
E. 腺垂体皮下移植治疗

（34~36 题共用题干）

患者，男性，56 岁。因空腹血糖增高来诊。患者患高血压多年，诊断为 2 型糖尿病 3 年，一直坚持饮食和运动治疗，同时口服二甲双胍 0.5g，3 次/天，格列奇特 80mg，2 次/天。最近一次空腹血糖为 8.0mmol/L。

34. 为了解血糖控制情况，最好检测（　）。
A. 饭后血糖
B. 空腹血糖
C. 糖化血红蛋白
D. OGTT
E. 空腹血浆胰岛素水平

35. 如果 GbA1c 为 9.0%，2 小时 PG 为 14.5mmol/L。最佳的处理措施是（　）。
A. 增加格列奇特剂量
B. 联用格列奈类
C. 加用噻唑烷二酮类
D. 与基础胰岛素联用
E. 加用 α 糖苷酶抑制剂

36. 若患者丙氨酸氨基转移酶 120U/L，尿蛋白（+++），最适合的替换方案是（　）。
A. 格列奇特 + 基础胰岛素
B. 噻唑烷二酮类 + 早晚餐前预混胰岛素
C. 格列喹酮 + 基础胰岛素
D. 二甲双胍 + 早晚餐前预混胰岛素
E. 噻唑烷二酮类 + α 糖苷酶抑制剂 + 基础胰岛素

（37~39 题共用题干）

患者，女性，17 岁。因发现左颈部甲状腺肿块 3 天来诊。

37. 患者的病史采集中包括（　）。
A. 结节是否伴有疼痛或压痛

B. 有无单纯性甲状腺肿家族史
C. 有无甲状腺癌家族史
D. 有无头颈放射线接触史
E. 有无声音嘶哑、吞咽困难或呼吸困难

38. 首选的实验室检查是（ ）。
A. 血常规
B. 血脂
C. 红细胞沉降率
D. 血清 TSH、FT_4、FT_3
E. 血甲状腺球蛋白

39. 首选的其他检查是（ ）。
A. 甲状腺核素显像
B. 颈部 MRI
C. 颈部 CT
D. PET–CT
E. 甲状腺和颈淋巴结 B 超检查

（40~45 题共用题干）

患者，男性，24 岁。心悸、多食、消瘦、易激动 4 个月。甲状腺 I 度肿大，甲状腺吸碘率 3 小时 60%、24 小时 72%。

40. 患者体征表现为胫前黏液性水肿，眼裂增宽。应考虑的诊断是（ ）。
A. 结节性甲状腺肿
B. 慢性甲状腺炎
C. Graves 病
D. 亚急性甲状腺炎
E. 甲状腺癌

41. 本病的特征性症状为（ ）。
A. 焦躁易怒
B. 食量大增
C. 房颤
D. 浸润性突眼
E. 周期性瘫痪

42. 关于胫前黏液性水肿的叙述正确的是（ ）。
A. 属于自身免疫性疾病
B. 是单纯性甲状腺肿的特有临床表现
C. 常与浸润性突眼并存
D. 电镜下见大量微纤维伴糖蛋白及酸性糖胺聚糖沉积
E. 病变皮肤光镜下见黏蛋白样透明质酸沉积

43. 患者经检查发现眼外肌受累，符合眼征分级为（ ）。
A. 1 级
B. 2 级
C. 3 级
D. 4 级
E. 5 级

44. 患者首先应进行的治疗措施为（ ）。
A. 丙硫氧嘧啶治疗
B. 过氯酸钾治疗
C. 复方碘溶液治疗
D. 手术治疗
E. ^{131}I 治疗

45. 患者若进行进一步治疗，治疗方案正确的有（ ）。
A. 定期随访
B. 定期查 FT_3、FT_4
C. 定期查 WBC + 分类计数（DC）
D. 症状消失，甲状腺功能正常时可停药
E. 抗甲状腺药物治疗 2 周后，可考虑加甲状腺制剂

参考答案

一、单选题

1. E	2. E	3. C	4. A	5. A	6. A	7. D	8. A	9. E	10. D
11. E	12. E	13. C	14. D	15. C	16. A	17. B	18. C	19. B	20. D
21. A	22. B	23. B	24. E	25. E	26. B	27. C	28. B	29. B	30. D
31. C	32. E	33. D	34. E	35. B					

二、多选题

1. ABCE	2. ABCD	3. BCDE	4. ABCD	5. ABDE
6. ABCDE	7. ABC	8. ABCE	9. AD	10. BDE
11. ABDE	12. ABD	13. BD	14. ACE	15. CD
16. ABC	17. ACD	18. ABCD	19. ABDE	20. ABCE

三、案例分析题

1. A	2. B	3. E	4. E	5. A
6. B	7. ACDE	8. ABCE	9. A	10. D
11. A	12. B	13. ABCD	14. D	15. A
16. ABCE	17. A	18. A	19. E	20. BCE
21. BDE	22. ACDE	23. B	24. CDE	25. ABC
26. BCE	27. ABCDE	28. ABCE	29. C	30. D
31. ABCD	32. ABCD	33. A	34. C	35. D
36. C	37. ACDE	38. D	39. E	40. C
41. D	42. ACDE	43. D	44. A	45. ABCE

高级卫生专业技术资格考试用书
内分泌学模拟试卷（四）

中国协和医科大学出版社

模拟试卷（四）

一、单选题（以下每道考题有5个备选答案，请选择1个最佳答案）

1. 就细胞内外水的分布而言，有效溶质不包括（　）。
   A. 钠离子
   B. 氯离子
   C. 尿素
   D. 钙离子
   E. 葡萄糖

2. 关于肢端肥大症的叙述，下列不正确的是（　）。
   A. 外貌典型
   B. 血生长激素升高
   C. 血磷升高
   D. 甲状腺肿大
   E. 继发性高血糖对胰岛素治疗反应良好

3. 关于生长激素缺乏性侏儒症，叙述不正确的是（　）。
   A. 生长速度极为缓慢
   B. 成年后多保持童年体形和外貌
   C. 智力发育正常
   D. 成年身高不超过130cm
   E. 青春期性器官发育正常或不出现发育延迟

4. 低促性腺激素性腺功能减退症的临床表现不包括（　）。
   A. 青春期无启动
   B. 两性畸形
   C. 生殖功能减退
   D. “类宦官样”体型
   E. 骨龄延迟

5. 对血管升压素分泌最敏感的因素是（　）。
   A. 循环血容量减少
   B. 血浆晶体渗透压升高
   C. 血浆胶体渗透压升高
   D. 动脉血压降低
   E. 疼痛刺激

6. 鉴别甲状腺性、垂体性和下丘脑性甲状腺功能减退最可靠的试验为（　）。
   A. 血浆TSH测定
   B. TRH兴奋试验
   C. TSH兴奋试验
   D. 甲状腺球蛋白抗体测定
   E. 甲状腺过氧化物酶抗体测定

7. 桥本甲状腺炎属于（　）。
   A. 急性甲状腺炎
   B. 亚急性甲状腺炎
   C. 慢性淋巴细胞性甲状腺炎
   D. 无痛性甲状腺炎
   E. 慢性侵袭性甲状腺炎

8. 肿瘤细胞分泌激素的特点不包括（　）。
   A. 循环中可以检测到相应激素升高的证据
   B. 循环中可以检测到相应激素前体的证据
   C. 循环中升高的激素可以被抑制
   D. 循环中检测不到相应升高的激素
   E. 所分泌激素的生物活性较低

9. 导致骨密度（BMD）降低的因素不包括

（　）。

A. 慢性肾病

B. 冠心病

C. 骨软化症

D. 甲状腺功能亢进症

E. 抗抑郁药

10. 以下不是肾脏产生的激素是（　）。

A. 肾素血管紧张素Ⅱ

B. 前列腺素

C. 二羟维生素 D_3

D. 促胰液素

E. 缓激肽

11. 患者，女性。1 型糖尿病患者，妊娠已 3 个月，以下检查对决定该患者是否继续妊娠有参考价值的是（　）。

A. OGTT

B. 胰岛素释放试验

C. 空腹血糖

D. 24 小时尿蛋白定量

E. 24 小时尿糖定量

12. 下列脂蛋白中能抗动脉粥样硬化的是（　）。

A. 乳糜微粒

B. 极低密度脂蛋白

C. 低密度脂蛋白

D. 高密度脂蛋白

E. 脂蛋白（a）

13. 下述表现是由 T_3、T_4分泌增多所致的是（　）。

A. 甲状腺肿大

B. 浸润性突眼

C. 心率增快

D. 胫骨前黏液性水肿

E. 甲状腺血管杂音

14. 下列抗甲状腺药物中可抑制 T_3在周围组织中转化为 T_4的是（　）。

A. 甲硫氧嘧啶

B. 卡比马唑

C. 丙硫氧嘧啶

D. 甲巯咪唑

E. 美托洛尔

15. 甲状旁腺功能减退症的有效治疗是将血清钙保持在（　）。

A. 1.25～1.5mmol/L

B. 1.5～1.75mmol/L

C. 1.75～2.0mmol/L

D. 2.0～2.25mmol/L

E. 2.25～2.5mmol/L

16. 甲亢患者经甲巯咪唑治疗症状缓解后，甲状腺反而增大，其相应治疗措施是（　）。

A. 加大甲巯咪唑剂量

B. 停用甲巯咪唑

C. 加用甲状腺干制剂

D. 加用碘剂

E. 加用普萘洛尔

17. 糖尿病合并妊娠的错误治疗是（　）。

A. 选用速效和中效胰岛素

B. 饮食治疗原则与非妊娠患者相同

C. 分娩后维持原胰岛素用量

D. 妊娠 32～36 周时住院治疗直至分娩

E. 使用胰岛素控制血糖

18. 预防地方性甲状腺肿宜采用的措施是（　）。

A. 口服甲巯咪唑

B. 食盐碘化

C. 口服左甲状腺素

D. 放射性碘治疗

E. 手术治疗

19. 下列哪项是甲亢手术治疗的禁忌证（ ）。
A. 中、重度甲亢，药物治疗无效
B. 甲亢复发或不愿长期服药
C. 发展较快的浸润性突眼
D. 结节性甲状腺肿伴甲亢
E. 胸骨后甲状腺肿伴甲亢

20. 糖尿病周围神经病变的临床表现不包括（ ）。
A. 疼痛呈刺痛、灼痛或痛觉过敏
B. 双侧肢体末端出现对称性麻木、疼痛
C. 伴有四肢冰冷、皮肤蚁行感
D. 胫前色素沉着
E. 伴有发热、触电感，或手套、袜套样感觉

21. Graves 病为自身免疫性疾病的直接证据为（ ）。
A. 95%的患者血清中检出由 B 淋巴细胞产生的甲状腺刺激素（TSH）受体抗体
B. 患者及家属血液循环中抗甲状腺及抗胃抗体阳性及其效价较高
C. 肿大的甲状腺及球后组织中有大量淋巴细胞及浆细胞增生
D. 患者及家属常同时或先后发生其他自身免疫性疾病
E. 周围血液循环中淋巴细胞绝对值和百分比增多伴淋巴结、胸腺、脾脏淋巴结组织增生

22. 亚急性甲状腺炎的特征性改变是（ ）。
A. 血白细胞计数增高、红细胞沉降率正常
B. T_3、T_4升高，^{131}I 摄取率明显降低
C. 甲状腺自身抗体（+）
D. T_3、T_4升高及 FT_3、FT_4正常
E. T_3、T_4升高及^{131}I 摄取率升高、高峰前移

23. 继发性肾上腺皮质功能减退症的表现是（ ）。
A. 血浆 ACTH 升高
B. 血浆 ACTH 降低
C. 血皮质醇升高
D. 尿皮质醇升高
E. 尿 17–羟皮质类固醇升高

24. 通过静脉葡萄糖耐量试验可以了解（ ）。
A. 糖尿病的分类
B. 糖尿病的程度
C. 胰岛素的分泌
D. 胰岛素的第二时相的情况
E. 胰岛素的第一时相的情况

25. 关于甲亢伴周期性麻痹，叙述错误的是（ ）。
A. 症状与家族性周期性麻痹相似
B. 用乙酰胆碱酯酶抑制剂疗效不显著
C. 男性多见
D. 静滴葡萄糖和胰岛素可诱其发作
E. 发作时血钾降低、尿钾增多

26. 易引起胃肠道反应及乳酸中毒的是（ ）。
A. 胰岛素
B. 苯乙双胍
C. 甲苯磺丁脲
D. 格列本脲
E. 氯磺丙脲

27. 抗利尿激素的合成部位是（ ）。
A. 腺垂体

B. 垂体柄
C. 神经垂体
D. 下丘脑
E. 以上都不是

28. 不是低钾临床表现的是（　）。
A. 腹胀、肠麻痹
B. 肌肉软弱无力，甚至四肢软瘫
C. 心悸、心率快或心律失常
D. 尿量明显减少
E. 神志淡漠，疲乏

29. 患者，男性，16 岁。肥胖、多毛，大剂量地塞米松能被抑制，血皮质醇浓度升高且昼夜节律消失，最可能的诊断是（　）。
A. 单纯性肥胖
B. 库欣综合征
C. 肾上腺皮质腺瘤
D. 库欣病
E. 异位 ACTH 综合征

30. 患者，男性，32 岁。以甲状腺功能亢进症入院。查体：心率 120 次/分，血白细胞计数 2.5×10^9/L，药物治疗选用（　）。
A. 复方碘液
B. 甲巯咪唑
C. 普萘洛尔
D. PTU + 泼尼松 + 维生素 B_4
E. ^{131}I

31. 患者，女性，41 岁。复发性甲亢，甲状腺Ⅰ度肿大伴双侧叶结节，经丙硫氧嘧啶治疗 2 个月，症状明显减轻，但甲状腺无缩小，心率 78 次/分，血 FT_3、FT_4 正常，应采用的治疗措施为（　）。
A. 继续原治疗
B. 手术治疗
C. 加用甲状腺素片
D. 加大丙硫氧嘧啶用量
E. 减少丙硫氧嘧啶用量

32. 患者，男性，30 岁。4 年前出现先下肢逐渐遍及全身的骨痛，1 年来行动困难，身高缩短 10cm，半年前不明原因地出现肋骨和股骨上段骨折。诊断应考虑为（　）。
A. 骨癌
B. 增生性骨关节炎
C. 类风湿关节炎
D. 代谢性骨病
E. 骨髓炎

33. 高血钾最大的危害是（　）。
A. 导致急性心力衰竭
B. 引起麻痹性肠梗阻
C. 诱发代谢性酸中毒
D. 引起心脏停搏
E. 引起急性肾小管坏死

34. 患者，女性，50 岁。4 天前出现尿频、尿急、尿痛，2 天来感觉口干，多饮、多尿明显。体温波动在 38℃左右。查体：皮肤干燥，脱水外貌，唇红，神志清。血糖 18mmol/L，尿糖（+++），尿酮体（+），血 pH 为 7.03，最主要的治疗是（　）。
A. 补充液体 + 抗生素
B. 补充胰岛素 + 抗生素
C. 纠正酸中毒 + 胰岛素 + 抗生素
D. 补充液体和电解质 + 胰岛素 + 抗生素
E. 纠正酸中毒 + 补液 + 补充电解质 + 抗生素

35. 下列关于醛固酮瘤的叙述错误的是（　）。
A. 大多数对肾素反应明显
B. 占原发性醛固酮增多症的60%~85%
C. 多为一侧的腺瘤
D. 腺瘤手术切除后效果好
E. 血浆醛固酮浓度与血浆 ACTH 的昼夜节律平行

二、多选题（以下每道考题有5个备选答案，每题至少有2个正确答案）

1. 远端肾小管碳酸氢盐吸收阈增大见于（　）。
A. 原发性醛固酮增多症
B. 慢性呼吸性碱中毒
C. 呕吐
D. 幽门梗阻
E. 胃引流

2. 与正常多肽激素相比，异位激素具有的特点有（　）。
A. 生物活性低
B. 分泌均受调控，可以被抑制
C. 分泌多不受调控，不能被抑制
D. 垂体糖蛋白激素极少由垂体外肿瘤产生
E. 垂体糖蛋白激素极少由垂体内肿瘤产生

3. 下丘脑分泌的泌乳素释放抑制因子有（　）。
A. 多巴胺
B. γ-氨基丁酸
C. 促甲状腺激素释放激素
D. 血管活性肠肽
E. 泌乳素释放肽

4. 甲状腺相关性眼病包括（　）。
A. 上睑退缩
B. 回落延迟
C. 睑闭不全
D. 眼外肌肥大
E. 复视

5. 下列不能促进胰岛素分泌的药物有（　）。
A. 甲苯磺丁脲
B. 二甲双胍
C. 格列齐特
D. 格列本脲
E. 阿卡波糖

6. 甲状腺激素抵抗综合征的共同表现有（　）。
A. 甲状腺弥漫性肿大
B. 血清 TH 明显升高
C. TSH 升高或正常
D. T_3R 数目和/或亲和力异常
E. 临床表现与实验室检查结果不相称

7. 关于甲状腺的功能检查，叙述错误的有（　）。
A. TT_3、TT_4 测定不受妊娠和雌激素的影响
B. FT_3、FT_4 测定不受 TBG 的影响
C. 亚急性甲状腺炎时 ^{131}I 摄取率不降低
D. TSH 是反映甲状腺功能最敏感的指标
E. ^{131}I 摄取率受含碘食物和药物的影响

8. 容易发生桥本甲状腺炎的有（　）。
A. 先天性性腺发育不全
B. 高碘饮食
C. 低碘饮食
D. 妊娠
E. 斑秃

9. Graves 病患者应用抗甲状腺药物的适应

证有（　）。

A. 甲状腺肿大明显，压迫邻近器官

B. 20 岁以下及年老患者有严重的肝肾疾病不宜手术

C. 妊娠

D. 甲状腺次全切除后复发且不适于放射性^{131}I 治疗

E. 手术治疗前准备或辅助放射性^{131}I 治疗

10. 促性腺激素（GnH）指的是（　）。

A. 黄体生成激素

B. 缩宫素

C. 尿促卵泡素

D. 泌乳素

E. 雌激素

11. 关于 GhbA1c，叙述正确的有（　）。

A. 反映取血前 8~12 周血糖的总水平

B. 糖尿病控制情况的一个监测指标

C. 与空腹和餐后血糖具有很好的相关性

D. 可作为糖尿病诊断的指标

E. 也可用于妊娠期糖尿病的诊断

12. 甲状腺相关眼病的常用检查项目包括（　）。

A. 自身抗体检查

B. 超声检查

C. 奥曲肽扫描

D. 眼眶 CT

E. 眼眶 MRI

13. 在病史与体格检查方面，需要排除 GHD 的有（　）。

A. 偏食者

B. 新生儿低血糖，新生儿黄疸期延长

C. 头部外伤或中枢神经系统感染

D. 中线颅面畸形

E. 有家族史和/或有一位家庭成员是 GHD 患者

14. 酮症酸中毒可引起严重脱水，原因是（　）。

A. 酸性产物加重水分丢失

B. 胃肠道的体液丢失

C. 患者禁食

D. 尿糖增加，尿量增多

E. 酮体从肺排出时带走水分

15. 需要与生长激素缺乏性侏儒症相鉴别的疾病有（　）。

A. 黏多糖综合征

B. 骨软骨发育不良

C. 社会心理性侏儒

D. 特发性矮小症

E. 营养障碍

16. 暂时性甲状腺毒症见于（　）。

A. 亚急性肉芽肿性甲状腺炎

B. 毒性甲状腺瘤

C. 慢性淋巴细胞性甲状腺炎

D. 放射性甲状腺炎

E. 多结节性甲状腺肿

17. 调节钙、磷代谢的激素有（　）。

A. 甲状旁腺素

B. $1,25\text{-}(OH)_2\text{-}D_3$

C. 甲状腺激素

D. 糖皮质激素

E. PRL

18. 以下情况可考虑胰岛素瘤的有（　）。

A. 胰岛素释放指数 >0.4

B. 胰岛素释放指数 >0.8

C. 胰岛素释放修正指数 >80mU/mg

D. 血胰岛素原/总胰岛素 >15%

E. 注射胰高血糖素 5 分钟后血清胰岛素升高（160mU/L 以上）

19. 原发性甲状旁腺功能亢进症的临床表现包括（ ）。
   A. 骨痛、骨畸形
   B. 皮肤瘙痒
   C. 食欲缺乏、便秘
   D. 手足搐搦
   E. 肌张力减低、易疲劳

20. 在注射胰岛素的部位出现荨麻疹样皮疹的处理为（ ）。
   A. 更换胰岛素制剂种类
   B. 使用抗组胺药或使用脱敏疗法
   C. 不必进行处理
   D. 严重者暂时中断胰岛素治疗
   E. 使用糖皮质激素

三、案例分析题（每个案例至少有 3 个提问，每个提问有多个备选答案，其中正确答案有 1 个或几个）

（1~3 题共用题干）

患者，男性，47 岁。鼻咽癌放疗后逐渐出现性欲减退、阳痿、畏寒、乏力、懒言少语、记忆力下降、体重增加。

1. 该患者最可能的诊断是（ ）。
   A. 鼻咽癌复发
   B. 甲状腺功能减退症
   C. 腺垂体功能减退症
   D. 性腺功能减退症
   E. 自主神经功能紊乱

2. 关于该疾病的叙述正确的有（ ）。
   A. 表现为闭经泌乳不良
   B. 只要有腺垂体坏死就有临床表现
   C. 可有精神失常
   D. 可有皮肤色素沉着
   E. 畏寒少汗

3. 对确定诊断最重要的实验室检查是（ ）。
   A. 血钠、血钾、血糖
   B. FSH、LH、TSH、FT_4、睾酮
   C. T_3、T_4、FT_3、FT_4、皮质醇
   D. FSH、LH、TSH
   E. ACTH、FT_4、睾酮

（4~9 题共用题干）

患者，女性，35 岁。身高 155cm，体重 70kg。查体：血压 160/90mmHg，腹壁可见紫纹，皮肤薄。

4. 首先应考虑的检查项目是（ ）。
   A. 24 小时尿游离皮质醇
   B. 血浆 CRF 测定
   C. 血浆 ACTH 测定
   D. 地塞米松抑制试验
   E. 甲吡酮试验

5. 对定性诊断最有意义的检查是（ ）。
   A. 24 小时游离皮质醇测定
   B. 大剂量地塞米松抑制试验
   C. 小剂量地塞米松抑制试验
   D. 早 8 点血皮质醇检测
   E. 尿游离皮质醇检测

6. 可以用于鉴别肾上腺皮质增生和腺瘤的检查有（ ）。
   A. 垂体蝶鞍摄片
   B. 血浆皮质醇昼夜节律
   C. 甲吡酮试验
   D. 大剂量地塞米松抑制试验
   E. 放射性碘化胆固醇肾上腺扫描

7. 若该患者血浆 ACTH 及性激素浓度均高于正常，但无色素沉着，下列诊断可能性大的是（ ）。
   A. 单纯性肥胖
   B. 肾上腺皮质增生

C. 肾上腺皮质腺瘤
D. 异位 ACTH 综合征
E. 肾上腺皮质癌

8. 如果该患者胸部 CT 检查发现左肺有占位性病变，可能诊断为（　）。
A. 库欣病
B. 异位 ACTH 综合征
C. 肺部肿瘤
D. 肺部感染
E. 肺小细胞癌

9. 要明确左肺占位性病变与本病是否相关，需要做的检查为（　）。
A. 大剂量地塞米松抑制试验
B. 红细胞沉降率
C. 过夜皮质醇节律加抑制试验
D. 生长抑素显像
E. 胸部 MRI

（10~17 题共用题干）

患者，女性，28 岁。因突眼 10 天来诊。10 天前患者被他人发现双眼突眼，无自觉视力下降，双眼干涩，视物模糊、黑矇，近 2 个月来体重下降 10kg，月经稀少，性情急躁。既往体健。

10. 患者可能还会伴有的症状有（　）。
A. 易饥
B. 多食
C. 多尿
D. 夜尿增加
E. 尿频
F. 尿急

11. 该患者主要的诊断为（　）。
A. 先天发育畸形
B. 眼部恶性肿瘤
C. 眼部良性肿瘤
D. 眼部感染
E. 甲状腺功能亢进症
F. 甲状腺功能减退症

12. 下列指标异常有助于诊断甲状腺功能亢进症的有（　）。
A. TT_3
B. TT_4
C. FT_3
D. FT_4
E. TSH
F. TRAb

13. 下列指标或检查有助于判断甲状腺功能亢进症是原发性还是继发性的有（　）。
A. FT_3、FT_4、rT_3
B. TSH
C. TRAb
D. 甲状腺核素扫描
E. 甲状腺彩色多普勒检查
F. ^{131}I 摄取率

14. Graves 病的诊断依据包括（　）。
A. 甲状腺功能亢进症
B. 甲状腺肿大呈弥漫性
C. 浸润性突眼
D. TRAb 和 TSAb 阳性
E. 其他甲状腺自身抗体阳性
F. 胫前黏液水肿

15. 下列检查可用于诊断浸润性突眼的有（　）。
A. 眼底荧光造影
B. 眼部 CT
C. 眼部 MRI
D. 眼部核素扫描
E. 眼部彩色多普勒检查
F. 眼底镜

16. 甲状腺功能亢进症伴浸润性突眼的治疗包括（　）。
A. 不应该使用 L-T_4
B. 控制甲状腺功能亢进症，首选手术
C. 夜间高枕卧位
D. 控制甲状腺功能亢进症，首选放射性碘
E. 考虑合用 L-T_4
F. 控制甲状腺功能亢进症，首选抗甲状腺药物

17. 治疗甲状腺功能亢进症伴浸润性突眼的药物或措施有（　）。
A. 甲巯咪唑
B. 利尿剂
C. L-T_4
D. 四环素眼膏
E. 泼尼松
F. 甲基泼尼松龙

（18~25 题共用题干）

患者，女性，36 岁。因易饥多食伴消瘦 2 个月来诊，2 个月前患者无明显诱因出现易饥多食，伴体重下降，2 个月来体重减轻 10kg，无明显口渴、多饮、多尿、烦躁、易怒、心悸、发热、咳嗽、胸闷。

18. 该患者可能的诊断有（　）。
A. 食管癌
B. 胃癌
C. 重症肝炎
D. 下丘脑综合征
E. 糖尿病
F. 甲状腺功能亢进症
G. 肺结核
H. 神经官能症

19. 辅助检查：FT_3、FT_4和 TSH 正常，胸片未见明显异常，空腹血糖 8.3mmol/L，下列检查对于疾病的诊断、病情评估和指导治疗有意义的是（　）。
A. 肝功能
B. 甲状腺彩超
C. 尿微量清蛋白排泄率
D. 眼底荧光造影
E. 痰涂片查找抗酸杆菌
F. 神经电生理检查
G. 下肢血管彩超
H. 胃镜

20. 如果该患者确诊为糖尿病，以下指标用于分型的有（　）。
A. OGTT
B. IVGTT
C. 血浆胰岛素
D. 血浆 C 肽
E. ICA
F. IAA
G. GAD
H. 血脂谱

21. 如果尿微量清蛋白排泄率为 15μg/min，考虑患者处于糖尿病肾病的哪一期（　）。
A. Ⅰ期
B. Ⅱ期
C. Ⅲ期
D. Ⅳ期
E. Ⅴ期
F. Ⅵ期

22. 如果眼底荧光造影提示有微血管瘤、出血并有软性渗出，考虑患者处于糖尿病视网膜病变的哪一期（　）。
A. Ⅰ期
B. Ⅱ期
C. Ⅲ期

D. Ⅳ期
E. Ⅴ期
F. Ⅵ期

23. 患者，身高160cm，体重75kg，空腹血糖8.3mmol/L，早餐后2小时血糖11.9mmol/L，尿微量清蛋白排泄率为15μg/min，眼底荧光造影提示有微血管瘤、出血并有软性渗出，治疗方案为（ ）。
A. 单用饮食治疗
B. 单用运动治疗
C. 联用饮食和运动治疗
D. 在饮食、运动的基础上单用磺脲类药物
E. 在饮食、运动的基础上单用双胍类药物
F. 在饮食、运动的基础上联用磺脲类和双胍类药物
G. 在饮食、运动的基础上单用噻唑烷二酮类药物
H. 在饮食、运动的基础上联用餐时血糖调节剂和双胍类药物

24. 该患者经治疗好转后，以下药物可以长期服用的有（ ）。
A. 氯磺丙脲
B. 格列本脲
C. 甲苯磺丁脲
D. 苯乙双胍
E. 二甲双胍
F. 罗格列酮
G. 曲格列酮
H. 吡格列酮

25. 以下指标或检查，有必要每年复查1次的有（ ）。
A. 高密度脂蛋白胆固醇
B. 低密度脂蛋白胆固醇
C. 中密度脂蛋白胆固醇
D. 总胆固醇
E. 甘油三酯
F. 尿微量清蛋白排泄率
G. 眼底荧光造影
H. OGTT

（26~28题共用题干）

患者，男性，69岁。因双下肢麻木、发凉3年来诊。吸烟史25年，糖尿病病史12年，高血压病史12年。一直口服降糖药物治疗，空腹血糖7mmol/L左右，餐后2小时血糖约10mmol/L。近3年自觉双下肢麻木，发凉，有间歇性跛行，无静息痛。查体：血压148/90mmHg，10g尼龙丝触觉减退，踝反射减退，两侧足背动脉、胫后动脉搏动减弱，右足底见胼胝，足无畸形，趾间真菌感染，双下肢轻度水肿。

26. 为预防糖尿病足的发生，正确的措施有（ ）。
A. 每天洗足，用抗真菌软膏
B. 卧床休息
C. 戒烟
D. 夜间用热水袋保暖
E. 用鸡眼膏祛除胼胝
F. 根据喜好穿布鞋、皮鞋或拖鞋

27. 该患者在修剪右足胼胝后，局部创面难以愈合。为进一步治疗溃疡，考虑的检查有（ ）。
A. 下肢血管超声
B. 神经肌电图
C. 下肢血管造影
D. 经皮氧分压测定
E. 创面分泌物培养
F. 足MRI

28. 该患者优先考虑的治疗手段有（　）。
A. 应用胰岛素降糖，加强血压控制
B. 血管内介入治疗
C. 局部外用敷料
D. 静脉应用前列地尔、α-硫辛酸
E. 自体干细胞移植
F. 应用抗生素

（29~36 题共用题干）

患者，女性。因发热 3 天来诊。3 天前患者开始出现发热，体温最高 39.4℃，发热前无畏寒、寒战，伴耳后和颈部疼痛，少许怕热、出汗增多，偶有心悸，无吞咽困难、咳嗽、咳痰、气促、呼吸困难。

29. 可能性最大的诊断为（　）。
A. 上呼吸道感染
B. 化脓性扁桃体炎
C. 甲状腺功能亢进症
D. 亚急性甲状腺炎
E. 肺炎
F. 气管炎
G. 甲状腺危象
H. 支气管炎

30. 下列关于此疾病的叙述正确的有（　）。
A. 起病前 4~8 周常有病毒感染的症状
B. 起病前 1~3 周常有病毒感染的症状
C. 吞咽时颈部疼痛减轻
D. 颈部疼痛明显，并可以放射至耳部
E. 甲状腺重度肿大
F. 甲状腺质地较硬
G. 甲状腺质地较软
H. 甲状腺没有触痛

31. 下列检查对诊断价值最高的是（　）。
A. FT_3、FT_4和 TSH
B. FT_3、FT_4和 rT_3
C. FT_3、FT_4和 TPOAb
D. FT_3、FT_4和甲状腺核素扫描
E. FT_3、FT_4和^{131}I 摄取率
F. FT_3、FT_4和 TGAb
G. FT_3、FT_4和 TSAb
H. rT_3和 TGAb、TSAb

32. 此疾病发病期间，血清 T_3、T_4和^{131}I 摄取率呈现的变化有（　）。
A. T_3、T_4和^{131}I 摄取率均下降
B. T_3、T_4和^{131}I 摄取率均升高
C. T_3、T_4升高，同时^{131}I 摄取率下降
D. T_3、T_4下降，同时^{131}I 摄取率升高
E. T_3、T_4不变，同时^{131}I 摄取率升高
F. T_3、T_4不变，同时^{131}I 摄取率下降
G. T_3、T_4升高，同时^{131}I 摄取率不变
H. T_3、T_4下降，同时^{131}I 摄取率不变

33. 此疾病的预后是（　）。
A. 自限性
B. 逐步恶化
C. 如果不治疗，逐步恶化；治疗得当，可以逆转
D. 如果不治疗，逐步恶化；治疗得当，也只能延缓
E. 可能有一过性甲状腺功能亢进
F. 可能有一过性甲状腺功能减退
G. 逐步发展成甲状腺功能亢进症
H. 逐步发展成甲状腺功能减退症

34. 下列可以用于治疗此疾病的药物有（　）。
A. 阿司匹林
B. 吲哚美辛
C. 泼尼松
D. 甲泼尼松
E. 氢化可的松
F. 甲巯咪唑
G. 地巴唑

H. 丙硫氧嘧啶

35. 如果患者出现甲状腺毒症表现，应进行的处理有（ ）。
A. 给予甲巯咪唑
B. 给予丙硫氧嘧啶
C. 给予泼尼松
D. 给予普萘洛尔
E. 给予维生素 B_1
F. 给予维生素 B_6
G. 给予碘剂
H. 给予对症处理

36. 如果患者出现一过性甲状腺功能减退表现，应进行的处理有（ ）。
A. 给予复合维生素
B. 给予微量元素
C. 给予泼尼松
D. 给予普萘洛尔
E. 给予左甲状腺素
F. 给予碘剂
G. 给予维生素 B_6
H. 不用任何处理

（37~41 题共用题干）

患者，女性，16 岁。因颈部增粗 1 个月来诊。无怕热、多汗、心悸、消瘦等，无呼吸困难，食欲可。查体：体温 36.4℃，脉搏 70 次/分，呼吸 16 次/分，血压 120/80mmHg。甲状腺Ⅱ度肿大，边界清楚，表面光滑，质软，无压痛，未闻及血管杂音。心率 70 次/分，律齐，各瓣膜听诊区未闻及病理性杂音，双手平伸未见细震颤。

37. 应进行的检查项目包括（ ）。
A. 甲状腺彩超
B. 甲状腺功能及 TPOAb、TgAb 测定
C. 尿碘测定
D. 甲状腺细针穿刺细胞学检查
E. 甲状腺^{131}I 摄取率
F. TRAb 的检测

38. 甲状腺功能：FT_3 3.1pg/ml，FT_4 1.20ng/dl，sTSH 2.30mU/L，TPOAb、TgAb 正常。患者可诊断为（ ）。
A. Graves 病
B. 结节性甲状腺肿
C. 单纯性甲状腺肿
D. 慢性淋巴细胞性甲状腺炎
E. 甲状腺功能减退症
F. 亚急性甲状腺炎

39. 该疾病最常见的发病原因是（ ）。
A. 妊娠、哺乳等因素造成对甲状腺激素需要量增加
B. 食物和饮水中含碘高，造成长期摄碘量过多
C. 土壤、食物和饮水中含碘量低，造成长期摄碘量不足
D. 长期服用抗甲状腺作用的硫脲类药物
E. 先天性酶缺乏使甲状腺激素合成障碍
F. 青春发育期、妊娠、哺乳等造成碘相对不足

40. 该患者的治疗原则有（ ）。
A. 适当补碘
B. 试用优甲乐治疗
C. 监测 FT_3、FT_4、TSH 水平
D. 行甲状腺大部切除术
E. 应用免疫调节剂
F. 甲状腺^{131}I 治疗

41. 关于该疾病的血清激素水平变化，叙述正确的是（ ）。
A. T_3、T_4正常，TSH 下降，血清甲状腺球蛋白（Tg）升高

B. T_3、T_4正常，TSH 升高，血清甲状腺球蛋白（Tg）下降
C. T_3、T_4正常，TSH 正常，血清甲状腺球蛋白（Tg）升高
D. T_3、T_4正常，TSH 正常，血清甲状腺球蛋白（Tg）下降
E. T_3、T_4正常，TSH 下降，血清甲状腺球蛋白（Tg）下降
F. T_3、T_4下降，TSH 正常，血清甲状腺球蛋白（Tg）下降

（42~45 题共用题干）

患者，女性，58 岁。因血糖升高 10 年来诊。空腹血糖最高达 14.7mmol/L，餐后 2 小时血糖最高达 20.3mmol/L。既往无特殊病史。查体：体温 36.5℃，脉搏 86 次/分，呼吸 24 次/分，血压 125/80mmHg，口唇无发绀，颈静脉未见怒张。心率 86 次/分，律齐，无杂音，双肺呼吸音清，未闻及明显干、湿性啰音。腹部（-），双下肢无水肿。入院随机血糖 11.9mmol/L。

42. 为明确患者近期血糖波动情况应进行的检查项目为（　）。
A. 糖化血红蛋白
B. 空腹血糖
C. 三餐后 2 小时血糖
D. 睡前血糖
E. 血生化
F. 电解质检查

43. 1 年来患者排尿乏力，排尿末滴沥，夜尿次数减少，时而有尿失禁等症状。考虑为糖尿病引起的膀胱病变。有助于诊断的检查有（　）。
A. 膀胱残余尿量
B. 尿流率检查
C. 膀胱内压测定
D. 括约肌肌电图
E. 尿常规
F. 尿道压力图

44. 经超声检查患者膀胱残余尿约为 150ml。根据其病史、症状及体征可确诊为糖尿病性膀胱。目前针对此病的治疗是（　）。
A. 应用西沙必利
B. 应用 α 受体阻断剂
C. 应用抗胆碱酯酶药物
D. 应用调解神经药物
E. 排尿训练及导尿
F. 应用前列腺素 E_2

45. 如患者尿失禁进一步加重，予以导尿管导尿，需要预防、控制感染的具体措施有（　）。
A. 保持局部清洁卫生
B. 短期留置导管者，每天用1‰~2‰的呋喃西林冲洗膀胱 2 次
C. 一旦发生感染，及时做细菌培养及药敏
D. 应用足量广谱抗生素尽快控制感染
E. 抗生素疗效不佳者按药敏试验结果用药
F. 膀胱颈切开术

参考答案

一、单选题

1. C	2. E	3. E	4. B	5. B	6. B	7. C	8. C	9. B	10. D
11. D	12. D	13. C	14. C	15. D	16. C	17. C	18. B	19. C	20. D
21. A	22. B	23. B	24. E	25. E	26. B	27. D	28. D	29. D	30. C
31. B	32. D	33. D	34. D	35. A					

二、多选题

1. ACDE	2. ACD	3. AB	4. ABCDE	5. BE
6. ABCDE	7. AC	8. ABE	9. BCDE	10. AC
11. ABCD	12. ABCDE	13. BCDE	14. ABDE	15. ABCD
16. ACD	17. AB	18. ACDE	19. ABCE	20. ABDE

三、案例分析题

1. C	2. ABCE	3. B	4. A	5. C
6. ACDE	7. D	8. B	9. D	10. AB
11. E	12. ABCDE	13. B	14. AB	15. BC
16. CEF	17. ABCDEF	18. EF	19. CDFG	20. CDEFG
21. B	22. C	23. CEG	24. CEFH	25. ABDEFG
26. AC	27. ACD	28. B	29. D	30. BCDF
31. E	32. CD	33. AEF	34. ABC	35. DH
36. E	37. ABCE	38. C	39. C	40. ABC
41. C	42. A	43. AC	44. CDE	45. ABCDE

高级卫生专业技术资格考试用书
内分泌学模拟试卷（五）

中国协和医科大学出版社

模拟试卷（五）

一、单选题（以下每道考题有 5 个备选答案，请选择 1 个最佳答案）

1. 有关继发性甲减的叙述，正确的是（　）。
   A. 因垂体疾病引起的甲减称继发性甲减
   B. 因甲状腺肿瘤引起的甲减称继发性甲减
   C. 因手术引起的甲减称继发性甲减
   D. 因下丘脑疾病引起的甲减称继发性甲减
   E. 以上都对

2. 垂体瘤手术切除标本用免疫细胞化学染色法检测发现，发生率最高的肿瘤为（　）。
   A. 无功能瘤
   B. GH 瘤
   C. PRL 瘤
   D. ACTH 瘤
   E. TSH 瘤

3. 肢端肥大症患者血压升高的原因是（　）。
   A. 水、钠潴留，细胞外液增加
   B. RASS 系统活性增加
   C. 交感神经系统兴奋性增加
   D. 左心室收缩功能增加
   E. 动脉粥样硬化

4. 鉴别 Graves 病与自主性高功能性甲状腺瘤最有价值的检查是（　）。
   A. 甲状腺摄^{131}I 率
   B. T_3、T_4、TSH 测定
   C. T_3抑制试验
   D. TRH 兴奋试验
   E. TRAb 测定加甲状腺扫描

5. 糖尿病肾病的特异性改变是（　）。
   A. 弥漫型肾小球硬化
   B. 结节型肾小球硬化
   C. 肾小囊“泪滴”样改变
   D. 毛细血管袢“帽状”结构
   E. 小动脉内膜明显增厚

6. 患者，男性，35 岁。反复出现突发性四肢无力，活动不能，夜尿增多。查体：血压 180/100mmHg，甲状腺Ⅱ度肿大，心、肺、腹（-）。实验室检查：晨尿 pH 为 7.5，尿比重为 1.012，血钾为 3.6mmol/L，血钠为 142mmol/L，血氯为 100mmol/L。该患者其他检查最可能出现异常的是（　）。
   A. ACTH
   B. FT_3、FT_4、TSH
   C. 醛固酮
   D. 皮质醇
   E. 尿 VMA

7. 对诊断嗜铬细胞瘤有意义的试验是（　）。
   A. 高渗氯化钠溶液试验
   B. 螺内酯试验
   C. 饥饿试验
   D. 酚妥拉明试验
   E. 肾小管重吸收磷试验

8. 生长激素的检测方法有很多局限性，下列叙述错误的是（　）。
   A. 24 小时 GH 持续检测法在诊断儿童

GH 缺乏症的可靠性方面还存在争议

B. 24 小时 GH 持续检测法在青年健康受试者与垂体功能减退患者中 GH 的整体水平可发生相互重叠

C. 尿 GH 免疫测定法经体重或肌酐排泄率进行标化后可以作为 GHD 的确诊指标

D. 生长激素激发试验的主要目的是评价生长激素的分泌潜能

E. 刺激高峰浓度 < 10μg/L 可以诊断 GHD，胰岛素耐量试验是最敏感的

9. 治疗血脂异常最广泛的药物种类是（　）。

A. 他汀类

B. 贝特类

C. 胆酸螯合剂

D. 烟酸类

E. 胆固醇吸收抑制剂

10. 下列哪个部位的病变可引起暂时性尿崩症（　）。

A. 排尿中枢

B. 正中隆突以下的垂体柄至神经垂体

C. 下丘脑正中隆突以上部位

D. 第三脑室

E. 脑干

11. 患者，女性，65 岁。10 年前因甲亢而行手术，半年前患急性心肌梗死，近来因心悸诊断阵发性心房颤动，心室率 110 次/分，FT_3、FT_4均升高。该患者应该采用的治疗方案为（　）。

A. 口服抗甲状腺药，准备^{131}I 治疗

B. 口服抗甲状腺药 + 甲状腺素片

C. 口服复方碘液

D. 近期^{131}I 治疗

E. 给予普洛萘尔减慢心率

12. 库欣病的首选治疗方法是（　）。

A. 双侧肾上腺切除术

B. 口服溴隐亭

C. 经蝶窦摘除垂体微腺瘤

D. 病情不重者采取姑息疗法

E. 垂体放疗

13. 肢端肥大症筛查和判断活动性的指标是（　）。

A. IGF-1 升高

B. SS 升高

C. GnRH 升高

D. GHRH 升高

E. GH 升高

14. 患者，男性，32 岁。晚宴 4 小时后出现全身乏力、心悸、气短，四肢活动障碍，下列检查最可能异常的是（　）。

A. 心电图

B. 血糖

C. 头颅 CT

D. 血清钾

E. 血气分析

15. 关于甲状腺恶性肿瘤，叙述错误的是（　）。

A. 甲状腺癌是最常见的内分泌恶性肿瘤

B. 甲状腺癌发病率增加与甲状腺乳头状癌发病率增加有关

C. 甲状腺恶性肿瘤患者术后均需要检测血清甲状腺球蛋白水平

D. 乳头状癌易发生淋巴结转移，滤泡癌淋巴结转移少见

E. 甲状腺髓样癌的发生与 RET 基因异常密切相关

16. 下列不属于亚急性甲状腺炎的是（　）。

A. 桥本甲状腺炎

B. 非感染性甲状腺炎
C. 急性单纯性甲状腺炎
D. 移行性甲状腺炎
E. 假巨细胞性甲状腺炎

17. 患者，女性，20岁。有明显糖尿病症状，每日胰岛素用量36U，夜里出现多汗、心悸、手抖，晨起血糖10.3mmol/L。应给予的治疗措施为（　）。
A. 增加晚餐用量
B. 调换胰岛素类型
C. 加大胰岛素用量
D. 减少早餐前胰岛素用量
E. 减少晚餐前胰岛素用量

18. 在嗜铬细胞瘤的生化诊断中，敏感性及特异性最高的检查是（　）。
A. 尿多巴胺
B. 血儿茶酚胺
C. 肾上腺素
D. 尿香草扁桃酸
E. 血甲氧基肾上腺素及甲氧基去甲肾上腺素

19. 严重低钠血症的首选治疗是（　）。
A. 限制水的摄入
B. 应用血管升压素Ⅱ受体拮抗剂
C. 应用碳酸锂
D. 应用高张氯化钠溶液
E. 应用地美环素

20. 甲状腺激素抵抗综合征的治疗不包括（　）。
A. L-T_3治疗
B. 糖皮质激素、生长抑素等治疗
C. 多巴胺激动剂治疗
D. 抗甲状腺药物治疗
E. 基因治疗

21. 下列不是肾上腺皮质腺瘤实验室检查特点的是（　）。
A. 血皮质醇升高，节律紊乱
B. 大剂量地塞米松不能抑制
C. ACTH兴奋试验中半数人无反应
D. 血浆ACTH降低
E. 甲吡酮试验尿17–羟皮质类固醇升高

22. 低血糖所致脑功能障碍时，功能最后恢复的部位是（　）。
A. 大脑皮质
B. 皮质下中枢
C. 延髓
D. 自主神经中枢
E. 下丘脑

23. 对Addison病最具诊断价值的检查是（　）。
A. 血皮质醇测定
B. 尿皮质醇测定
C. 尿17–羟测定
D. 血ACTH测定
E. ACTH兴奋试验

24. 糖尿病神经病变的基础治疗方法不包括（　）。
A. 保持乐观的情绪
B. 戒烟及控制饮酒
C. 控制血糖
D. 多做跳绳、打球等剧烈运动
E. 多食富含多种维生素和微量元素的绿色蔬菜

25. 处理甲状腺危象时，为降低周围组织对甲状腺激素的反应，首先给予（　）。
A. 碘化钠静脉滴注
B. 控制感染
C. 抗甲状腺药物增量口服

D. 氢化可的松静脉滴注
E. 普萘洛尔口服

26. 患者有轻度甲状腺功能亢进症状，血清总甲状腺素检查正常。下列有助于诊断的检查为（　）。
A. 血清蛋白结合碘测定
B. 甲状腺摄^{131}I 率测定
C. 甲状腺激素结合试验
D. 血清总三碘甲状腺原氨酸测定
E. 基础代谢率测定

27. 下列有关肥胖症的叙述，哪项是错误的（　）。
A. 常呈家族性聚集倾向
B. 与 Leptin 有关
C. 肥胖属多基因遗传疾病
D. 肥胖与高血压、糖尿病、血脂异常等疾病密切相关
E. 体重的增加往往伴随脂肪细胞数量的增加

28. 可用于鉴别胃泌素瘤与胃窦 G 细胞增生的实验室检查是（　）。
A. 胃液分析
B. 标准餐刺激试验
C. 钙剂激发试验
D. 胰泌素激发试验
E. 空腹血清胃泌素测定

29. 关于 2 型糖尿病的叙述错误的是（　）。
A. 口服降糖药可以维持血糖正常
B. 多见于成年人，尤其是 40 岁后起病多见
C. 出现胰岛素抵抗
D. 不会发生酮症酸中毒
E. 可伴患者全身肥胖和/或腹型肥胖

30. 糖尿病酮症酸中毒患者经胰岛素、输液补碱等治疗后，血糖降为 6.7mmol/L，CO_2CP 为 18mmol/L，但昏迷反而加重且出现抽搐，球结膜水肿，可疑原因是（　）。
A. 离子紊乱
B. 脑水肿
C. 肾衰竭
D. 低血糖
E. 以上都不是

31. 关于Ⅱ型高脂蛋白血症，下列叙述正确的是（　）。
A. LDL 升高
B. 见于家族性高三酰甘油血症
C. 临床上少见
D. 见于家族性高乳糜微粒血症
E. 见于家族性前 β 脂蛋白血症

32. 下列检查项目不可用于评价甲状腺药物疗效的是（　）。
A. 甲状腺摄^{131}I 率
B. 基础代谢率
C. TT_3、TT_4
D. FT_3、FT_4
E. 血浆蛋白结合碘

33. 患者，男性，43 岁。近 1 个月来感烦渴、多饮、多尿，尿比重偏低。可不予考虑的疾病是（　）。
A. 肾性尿崩症
B. 完全性尿崩症
C. 部分性尿崩症
D. 中枢性尿崩症
E. 嗜铬细胞瘤

34. 患者，男性，19 岁。1 型糖尿病 2 年。

每日注射胰岛素平均40U。因近1周停止胰岛素治疗后出现乏力3天，昏迷4小时入院。下列处理不正确的是（　）。

A. 立即测定尿糖、尿酮

B. 立即皮下注射短效胰岛素40U

C. 立即建立静脉通路

D. 立即测定血糖、血酮体

E. 立即做血气分析

35. 患者，女性，25岁。肥胖，紫纹（–），血浆皮质醇20μg/dl，为明确诊断应首选的检查是（　）。

A. 血浆ACTH测定

B. 肾上腺CT扫描

C. 24小时尿游离皮质醇测定

D. 小剂量地塞米松抑制试验

E. 大剂量地塞米松抑制试验

二、多选题（以下每道考题有5个备选答案，每题至少有2个正确答案）

1. 以下情况可考虑嗜铬细胞瘤的有（　）。

A. 阵发性高血压伴心动过速、心悸、四肢冰冷

B. 排尿或排便时引起高血压症状发作或晕厥

C. 高血压伴腹部包块，按摩包块引起高血压发作

D. 高血压经多种降压药物治疗无效

E. 多次发作高血压危象而肾功能损害不明显，眼底变化不严重

2. 下列属于胰腺内分泌激素的有（　）。

A. 胰岛素

B. 胰高血糖素

C. 胃泌素

D. 胰泌素

E. 胰多肽

3. 关于Ⅰ型高脂蛋白血症的叙述正确的有（　）。

A. 血脂测定主要为三酰甘油升高

B. 血脂测定主要为胆固醇升高

C. 胆固醇水平正常或轻度升高

D. 主要为乳糜微粒升高所致

E. 又称家族性高乳糜微粒血症

4. 糖尿病酮症酸中毒时供氧系统失常，造成组织缺氧的原因是（　）。

A. 红细胞GHB含量增加

B. 血红蛋白与氧亲和力增强

C. 红细胞2,3–dpg降低

D. 血氧离解曲线左移

E. 血氧离解曲线右移

5. 下列哪些情况可刺激胰岛B细胞释放胰岛素（　）。

A. 静脉输入葡萄糖

B. 应用双胍类降糖药

C. 应用磺脲类降糖药

D. 应用糖皮质激素

E. 刺激迷走神经

6. 应与亚临床甲状腺功能减退相鉴别的有（　）。

A. 低T_3综合征的恢复期

B. 中枢性甲状腺功能减退症

C. 肾功能不全

D. 库欣综合征

E. 甲状腺癌

7. 关于甲状腺癌的治疗，叙述错误的有（　）。

A. 甲状腺髓样癌和甲状腺分化型癌性别比相同

B. 不同类型甲状腺癌预后差别不大

C. 一旦确诊甲状腺癌，不论大小均需要做甲状腺全切
D. 所有甲状腺癌术后都需要^{131}I 治疗
E. 甲状腺癌患者都需要甲状腺素治疗

8. 关于泌乳素瘤的诊断，叙述正确的有（　）。
A. 血清 PRL 水平 >200μg/L 可拟诊断为泌乳素瘤
B. 血清 PRL >300μg/L 鞍区 MRI 显示有明确占位可肯定诊断为泌乳素瘤
C. 血清 PRL <200μg/L，应与生理性、药物性以及病理性所致高 PRL 血症进行鉴别诊断
D. 鞍区 MRI 薄扫与增强检查结合垂体 PRL 细胞分泌储备功能评价可为病变部位提供有价值的定位诊断依据
E. 血清 PRL 水平 >200μg/L 可肯定诊断为泌乳素瘤

9. 甲状腺相关眼病患者激素治疗有效是指在 12 周内出现 3 项改变，包括（　）。
A. 突眼度下降 >3mm
B. 眼睑宽度下降 >2mm
C. 视力改善
D. 眼直肌总宽度下降 >3mm
E. 凝视初始时无复视或复视等级降低

10. 患者，男性，62 岁。体检时发现血尿酸为 520μmol/L，目前无任何自觉症状。为防止病情进展，应采取的措施有（　）。
A. 少食海产品及豆制品
B. 饮酒适量
C. 多饮水，增加尿酸排泄
D. 预防性使用别嘌醇
E. 避免受寒、劳累、外伤、感染等诱发因素

11. 女性 17α-羟化酶缺陷症的临床特点包括（　）。
A. 第二性征缺如、原发性闭经
B. 高血钾
C. 高血压
D. 甲状腺功能亢进
E. 血去氧皮质酮、皮质酮及 18-羟皮质酮水平升高

12. 先天性肾上腺皮质增生症的原因包括（　）。
A. 21-羟化酶缺乏
B. 类固醇 5α-还原酶-2 缺乏
C. 17α-羟化酶缺乏
D. 11β-羟类固醇脱氢酶缺乏
E. 芳香化酶缺乏

13. 肾上腺球状带分泌的激素不包括（　）。
A. 醛固酮
B. 18-羟皮质酮
C. 17-羟孕酮
D. 11-去氧皮质醇
E. 脱氢表雄酮

14. 生理状态下，直接调节体内醛固酮水平的因素有（　）。
A. 血钠水平
B. 情绪
C. ACTH
D. 皮质醇
E. 有效血容量

15. 患者，女性，51 岁。因甲状腺肿大 10 年，发热 1 周来诊。查体：体温 37.5～38.0℃，咽充血，甲状腺Ⅱ度肿大，表面不平，结节感，质地中等，触痛（+），杂音（-），HR 85 次/分。可能的诊断是（　）。
A. Graves 病
B. 慢性淋巴细胞性甲状腺炎

C. 亚急性甲状腺炎
D. 单纯性甲状腺肿
E. 上呼吸道感染

16. 关于原醛症患者肾素、血管紧张素Ⅱ测定，下列叙述正确的有（　）。
A. 患者血肾素、血管紧张素Ⅱ基础值降低
B. 醛固酮瘤患者肾素、血管紧张素受抑制程度较特发性原醛症轻
C. 醛固酮瘤患者肾素、血管紧张素受抑制程度较特发性原醛症重
D. 肌注呋塞米后，原醛症患者兴奋值较基础值只有轻微增加或无反应
E. 肌注呋塞米后，原醛症患者兴奋值较基础值增加数倍

17. 磺脲类降糖药的适应证有（　）。
A. 饮食治疗不能控制的轻、中型 2 型糖尿病
B. 脆性糖尿病
C. 饮食治疗不能控制的无症状糖尿病
D. 糖尿病患者进行大手术时
E. 妊娠糖尿病

18. 关于腺垂体功能减退症的治疗，下列叙述正确的有（　）。
A. 应针对病因治疗，对于颅内肿瘤等占位性病变必须通过手术、放疗和化疗等措施解除压迫及破坏作用，减轻和缓解颅内高压症状
B. 采用相应靶腺激素替代治疗达到满意疗效后宜缓慢阶梯减量直至停药
C. 手术、外伤、感染等应激情况时要适量增加糖皮质激素量
D. 进行替代治疗时，应先补给糖皮质激素，然后再补充甲状腺激素
E. 对于垂体性侏儒症患者必须先补给盐皮质激素，然后再补充生长激素，但应防止肿瘤生长

19. 黏液性水肿昏迷的治疗包括（　）。
A. 补充甲状腺激素：静脉注射 L-T_4
B. 静脉注射氢化可的松
C. 抗感染
D. 使用电热毯保温
E. 补液，营养心肌、营养脑细胞等

20. 伴瘤低血糖症的治疗包括（　）。
A. 低血糖发作时需摄食或持续滴注葡萄糖
B. 有时大剂量糖皮质激素或静脉滴注胰升糖素可奏效
C. 多次进食可防止低血糖的发生
D. 手术切除肿瘤
E. 以上都对

三、案例分析题（每个案例至少有 3 个提问，每个提问有多个备选答案，其中正确答案有 1 个或几个）

（1~2 题共用题干）

患儿，女，9 岁。因生长发育与智力发育迟缓来诊。身高 95cm，骨龄 2 岁。实验室检查：血清 PRL > 128.9ng/ml，TT_3 0.35nmol/L，TT_4 27.43nmol/L，FT_3 0.71pmol/L，FT_4 2.21pmol/L，TSH > 200μU/ml，TPO-Ab 1326U/ml，TG-Ab 856U/ml，GH 0.785ng/ml。鞍区 MRI：15mm × 9mm × 12mm 占位。

1. 患儿最可能的诊断是（　）。
A. 生长激素缺乏
B. 颅咽管瘤
C. 高泌乳素血症
D. 垂体泌乳素大腺瘤
E. 甲状腺功能减退症伴垂体病理性增生

2. 首选的治疗措施是（　）。
  A. 经蝶窦微创手术治疗
  B. γ 刀立体定向外科治疗
  C. 多巴胺激动剂治疗
  D. 左甲状腺素替代治疗
  E. 生长激素替代治疗

（3~6 题共用题干）

患者，女性，33 岁。闭经 1 年。查体：心、肺、腹未见明显异常，发育营养正常。

3. 应注意询问的病史是（　）。
  A. 分娩史及产褥情况
  B. 性格改变
  C. 慢性肝病、结核病史
  D. 既往月经史
  E. 近期食欲、体重改变

4. 患者的查体重点不包括（　）。
  A. 皮肤色泽、毛发分布
  B. 突眼、心率快慢
  C. 触发溢乳
  D. 肥胖程度、脂肪分布
  E. 视力、视野

5. 对确诊最有价值的检查为（　）。
  A. 血压、血糖
  B. LH、FSH、Fa 和 T_3 的测定
  C. 垂体 X 线检查
  D. PRL 和皮质醇的测定
  E. 盆腔 B 超检查

6. 如果 PRL 正常，最有助于催乳素瘤诊断的检查是（　）。
  A. 垂体 X 线检查
  B. ACTH 刺激试验
  C. 多巴胺抑制试验
  D. PRL 分泌节律
  E. TRH 兴奋试验

（7~12 题共用题干）

患者，女性，39 岁。身高 164cm，体重 65kg，因多饮、多尿伴乏力半年就诊。查体：血压 150/100mmHg，余未见明显异常。空腹血糖 6.9mmol/L。

7. 为明确诊断应做的检查为（　）。
  A. 再次查血糖
  B. 测餐后 2 小时血糖
  C. 测 24 小时尿糖、尿蛋白
  D. OGTT 试验
  E. 糖化血红蛋白

8. 空腹血糖 7.1mmol/L，餐后 2 小时血糖 11.1mmol/L。该患者诊断考虑为（　）。
  A. 1 型糖尿病
  B. 2 型糖尿病
  C. 糖耐量降低
  D. 空腹血糖调节受损
  E. 无任何异常

9. 患者的最佳治疗方案为（　）。
  A. 控制饮食，增加运动，口服 D860
  B. 控制饮食，增加运动，胰岛素治疗
  C. 控制饮食，增加运动，监测血糖
  D. 控制饮食，增加运动，口服消渴丸
  E. 控制饮食，增加运动，口服格列齐特

10. 若患者血压持续升高达 150/100mmHg，最适合的是应用（　）。
  A. 硝苯地平
  B. 普萘洛尔
  C. 卡托普利
  D. 复方降压片加硝苯地平
  E. 普萘洛尔加复方降压片

11. 患者经坚持饮食控制及运动锻炼后，近 3 个月空腹血糖 5.0~6.0mmol/L，餐后血糖 10.0~13.0mmol/L，拟加用的药物

为（　）。

A. 双胍类降血糖药

B. 磺脲类降糖药

C. 短效胰岛素

D. α-葡萄糖苷酶抑制药

E. 长效胰岛素

12. 关于糖尿病的诊断标准，叙述正确的有（　）。

A. 糖尿病典型症状加任意时间血浆葡萄糖≥11.1mmol/L

B. OGTT 2 小时 PG 水平≥11.1mmol/L

C. 空腹血浆葡萄糖(FPG)水平≥7.0mmol/L

D. 多尿、烦渴多饮和体重减轻

E. GHbA1c≥6.5%

（13~18 题共用题干）

患者，女性，68 岁。因眼睑和双下肢水肿 15 天，夜间随地排尿、排便来诊。患者糖尿病病史 10 年，高血压病史 1 年。近 1 年降血糖药物方案为白天服用二甲双胍和格列奇特，睡前皮下注射鱼精蛋白锌胰岛素 N。同时服用降血压药物。血糖控制在 FPG 4.4 ~ 6.4mmol/L，GHbA1c 5.0% ~ 6.5%。近 15 天出现眼睑和双下肢水肿，夜间随地排尿、排便。查体：体温 36.5℃，脉搏 70 次/分，血压 130/60mmHg。意识清楚，贫血貌，呼吸正常，四肢肌力正常，眼睑和双下肢水肿。

13. 为明确诊断必须进行的检查项目包括（　）。

A. 睡前和 0、2、4、6、8 时血糖

B. 肾功能和血浆蛋白测定

C. 电解质

D. 尿常规、血常规

E. 急行颅脑 MRI

F. 血脂质谱测定

14. 血常规：WBC 4.3×10^9/L，N 0.60，RBC 3.2×10^{12}/L，Hb 92g/L，PLT 204×10^9/L；尿常规：蛋白质（+++）；FPG 9.1mmol/L；心肌酶：CK 36U/L，AST 25U/L，LDH 158U/L，CK-MB 82U/L；血浆总蛋白 56g/L，清蛋白 2356g/L；血 Scr 156μmol/L，BUN 12mmol/L。ECG 示窦性心律，ST-T 改变。该患者目前诊断考虑为（　）。

A. 2 型糖尿病

B. 脑卒中

C. 糖尿病肾病

D. 急性左心功能不全

E. 药物性低血糖

F. 高血压

15. 对该患者做出的合理处理包括（　）。

A. 优质低蛋白饮食

B. 继续降压治疗

C. 尽快予以血液透析

D. 胰岛素小剂量开始，特别是晚餐前和睡前

E. 停用口服降血糖药，改用皮下注射胰岛素

F. 维持口服降血糖药并加大睡前胰岛素剂量

16. 若患者睡前（21：00 时）血糖为 4.8mmol/L，导致患者夜间随地排尿、排便的最可能原因是（　）。

A. “黎明现象”

B. 夜间胰岛素作用不足

C. Somogyi 效应

D. 短暂性脑缺血发作

E. 急性左心衰竭

F. “梦游症”

17. 若患者出现了 Somogyi 效应，此效应是

指（　）。

A. 黎明现象

B. 反跳性低血糖

C. 反跳性高血糖

D. 反应性高血糖

E. 反应性低血糖

F. Houssay 现象

18. 处理 Somogyi 现象的最佳方案是（　）。

A. 减少早餐前胰岛素的用量

B. 减少晚餐前胰岛素的用量

C. 维持胰岛素用量，再加用双胍类药物

D. 增加晚餐前胰岛素用量

E. 睡前加餐

F. 继续观察，暂不处理

（19~22 题共用题干）

患者，女性，35 岁。因多食、肥胖、闭经、血糖高 1 年就诊。查体：身高 160cm，体重 75kg，腹部、臀部脂肪堆积，紫纹（+），血压 170/100mmHg，血糖 10.1mmol/L，初诊皮质醇增多症。

19. 下述检查对确诊最有意义的是（　）。

A. 血皮质醇节律测定

B. 24 小时尿游离皮质醇测定

C. 24 小时尿 17–羟、17–酮测定

D. 血 ACTH 测定

E. OGTT

20. 经检查确诊为库欣综合征，为进一步确定是否为库欣病，下述检查有意义的是（　）。

A. GRF 兴奋试验

B. 小剂量地塞米松抑制试验

C. ACTH 兴奋试验

D. 大剂量地塞米松抑制试验

E. 甲吡酮试验

21. 若患者垂体 CT 证实鞍内有微腺瘤，首选的治疗方案为（　）。

A. 经额垂体瘤切除术

B. 经蝶垂体瘤切除术

C. 垂体放射治疗

D. 双肾上腺次全切除术

E. 赛庚啶治疗

22. 患者在手术后 1 年随诊，下列情况说明治疗有效的有（　）。

A. 向心性肥胖减轻

B. 月经恢复

C. 空腹血糖 6.8mmol/L

D. 血压 150/90mmHg

E. 血皮质醇早 8 时 510mmol/L，下午 4 时480mmol/L

（23~26 题共用题干）

患者，女性，35 岁。诊断为甲状腺功能亢进症后即行甲状腺次全切除术。术后患者出现高热，心率 160 次/分，烦躁不安，大汗淋漓，腹泻。

23. 为明确诊断，首先需要做的检查是（　）。

A. 甲状腺功能测定

B. 血电解质测定

C. 心电图

D. 血气分析

E. 胸部 X 线片

F. 颅脑 CT

G. 甲状腺彩超

H. 心脏彩超

24. 该患者可能出现（　）。

A. 低渗性失水

B. 等渗性失水

C. 高渗性失水

D. 休克

E. 昏迷

F. 离子紊乱
G. 呼吸性碱中毒

25. 对该患者首先采取的治疗措施是（　）。
A. 口服丙硫氧嘧啶 600mg
B. 静脉注射毛花苷丙 0.2mg
C. 口服复方碘溶液 30~60 滴
D. 快速大量补液
E. 纠正离子紊乱
F. 静脉滴注氢化可的松 100mg

26. 如患者死亡，其致死原因可能是（　）。
A. 高热
B. 休克
C. 心力衰竭
D. 水和电解质紊乱
E. 周期性瘫痪
F. 胫前黏液性水肿

（27~34 题共用题干）

患者，男性，36 岁。因体检发现血糖偏高 3 天就诊，3 天前患者于体检时发现空腹血糖为 6.7mmol/L，无明显自觉不适，无糖尿病家族史。

27. 需采取的检查有（　）。
A. OGTT
B. 复查空腹血糖及早餐后 2 小时血糖
C. IVGTT
D. 小剂量地塞米松抑制试验
E. 酚妥拉明试验
F. 禁水试验
G. 禁水-加压试验
H. 大剂量地塞米松抑制试验

28. 1999 年 WHO 专家委员会公布的协商性报告《关于糖尿病诊断标准》中对于空腹的定义是（　）。
A. 2~4 小时没有热量的摄入
B. 4~6 小时没有热量的摄入
C. 6~8 小时没有热量的摄入
D. 8~10 小时没有热量的摄入
E. 10~12 小时没有热量的摄入
F. 12~14 小时没有热量的摄入
G. 晨起未进餐前
H. 每餐餐前

29. 1999 年 WHO 专家委员会公布的协商性报告《关于糖尿病诊断标准》中糖尿病症状指的是（　）。
A. 多尿
B. 烦渴多饮
C. 多食
D. 易饥
E. 难以解释的体重减轻
F. 夜尿增多
G. 尿频
H. 尿急

30. 该患者空腹血糖 6.5mmol/L，服糖后 1 小时血糖 7.7mmol/L，服糖 2 小时后血糖 7.1mmol/L，该患者应该诊断为（　）。
A. 正常糖耐量
B. 糖耐量减低
C. 空腹血糖调节受损（IFG）
D. 1 型糖尿病
E. 2 型糖尿病

31. 如果患者诊断为空腹血糖调节受损，应该进行的处理有（　）。
A. 饮食治疗
B. 运动治疗
C. 糖尿病教育
D. 短效胰岛素治疗
E. 磺脲类药物治疗
F. 糖苷酶抑制剂治疗

G. 双胍类药物治疗
H. 无需任何处理

32. 如果患者身高165cm，体重80kg，诊断为空腹血糖调节受损，目前应该进行的处理有（　）。
A. 饮食治疗
B. 运动治疗
C. 糖尿病教育
D. 短效胰岛素治疗
E. 磺脲类药物治疗
F. 双胍类药物治疗
G. 噻唑烷二酮类药物治疗
H. 无需任何处理

33. 如果患者身高165cm，体重80kg，应该对患者提出的建议有（　）。
A. 每3个月进行1次OGTT
B. 每6个月进行1次OGTT
C. 每1年进行1次OGTT
D. 戒烟
E. 避免高脂高糖饮食
F. 养成睡前进食的习惯
G. 减肥
H. 告诉他尚未达到糖尿病诊断标准，不需要任何处理

34. 下列项目中应该每年检查1次的有（　）。
A. 空腹血糖和餐后2小时血糖
B. OGTT
C. IVGTT
D. 血脂谱
E. 血皮质醇
F. 血胆红素
G. 尿VMA
H. 甲状腺功能

（35~39题共用题干）

患者，男性，38岁。因进行性消瘦伴体位性头晕，餐前经常心悸、手抖就诊，既往无结核病史。

35. 根据上述资料，可考虑的疾病有（　）。
A. 甲状腺功能亢进症
B. 甲状腺功能减退症
C. Addison病
D. 继发性肾上腺皮质功能减退症
E. 低血糖症

36. 查体：消瘦，皮肤无色素沉着，血压78/50mmHg，空腹血糖3.0mmol/L，抗肾上腺抗体（-），皮质醇72mmol/L。患者最可能的诊断是（　）。
A. Addison病
B. 特发性慢性肾上腺皮质功能减退症
C. 继发性肾上腺皮质功能减退症
D. 低血糖症
E. 库欣综合征

37. 对鉴别是原发性还是继发性肾上腺皮质功能减退症最有意义的检查是（　）。
A. 测血浆肾素、醛固酮
B. 测24小时尿17-羟类固醇
C. 测24小时尿游离皮质醇
D. 测24小时尿17-酮类固醇
E. ACTH刺激试验

38. 原发性和继发性肾上腺皮质功能减退症共有的表现为（　）。
A. 乏力、抑郁
B. 食欲缺乏和体重减轻
C. 头晕和直立性低血压
D. 恶心、呕吐和腹泻
E. 皮肤黏膜色素沉着

39. 继发性肾上腺皮质功能减退症特有的表现有（　）。
A. 嗜酸性粒细胞增多
B. 闭经

C. 无明显贫血但肤色苍白
D. 腋毛阴毛稀少
E. 男性阳痿和睾丸小

(40~45 题共用题干)

患儿，男，10 岁。因身高比同龄人高来诊。患者自出生以来，身高一直比同龄人高，无自觉不适。查体：身高 178cm，体重 50kg，面目未见明显异常，第二性征未见。母亲身高 153cm，父亲身高 168cm。

40. 导致身高较高的原因为（ ）。
A. 遗传
B. 基因变异
C. 营养因素
D. 生长激素过多
E. 性激素过多
F. 甲状腺激素过多
G. 催乳素过多
H. 肾上腺皮质激素过多

41. 如果上述原因出现在骨骺闭合之前，诊断是（ ）。
A. 巨人症
B. 肢端肥大症
C. 甲状腺功能亢进症
D. 库欣综合征
E. 醛固酮增多症
F. 甲状旁腺功能亢进症
G. 多发性内分泌腺瘤Ⅰ型
H. 多发性内分泌腺瘤Ⅱ型

42. 巨人症最常见的病因是（ ）。
A. 异位 GH 分泌瘤
B. GHRH 分泌瘤
C. 垂体腺瘤
D. 甲状腺腺瘤
E. 肾上腺腺瘤
F. 性腺腺瘤
G. 下丘脑腺瘤
H. 促催乳素腺瘤

43. 该疾病的症状体征有（ ）。
A. 面部粗糙
B. 手脚增厚、增大
C. 心肺等内脏增大
D. 毛发脱落
E. 生殖器过度发育
F. 性欲亢进
G. 精神不振
H. 全身无力

44. 该疾病治疗好转的指标有（ ）。
A. 血清 IGF-1 正常
B. 空腹 GH 正常
C. 葡萄糖负荷后 GH 正常
D. 空腹皮质醇正常
E. 葡萄糖负荷后皮质醇正常
F. 空腹甲状腺功能正常
G. 葡萄糖负荷后甲状腺功能正常
H. 血清性激素正常

45. 首先考虑的治疗方案为（ ）。
A. 药物
B. 手术
C. 放射
D. 药物 + 手术
E. 药物 + 放射
F. 手术 + 放射
G. 手术 + 化疗
H. 药物 + 手术 + 放射

参考答案

一、单选题

1. A	2. C	3. D	4. E	5. B	6. C	7. D	8. E	9. A	10. B
11. A	12. C	13. A	14. D	15. C	16. A	17. E	18. E	19. D	20. D
21. E	22. A	23. E	24. D	25. E	26. D	27. E	28. B	29. D	30. B
31. A	32. A	33. E	34. B	35. D					

二、多选题

1. ABCDE	2. ABCE	3. ACDE	4. ABCD	5. ACE
6. ABC	7. ABCD	8. ABCD	9. BCDE	10. ACE
11. ACE	12. ACD	13. CDE	14. ACE	15. BCDE
16. ACD	17. AC	18. ACD	19. ABCE	20. ABD

三、案例分析题

1. E	2. D	3. A	4. ABDE	5. D
6. E	7. D	8. B	9. C	10. C
11. D	12. ABCE	13. ABDF	14. ACE	15. ABDE
16. C	17. C	18. B	19. A	20. ACDE
21. B	22. ABCD	23. ABCD	24. BCDE	25. ACEF
26. ABCD	27. AB	28. D	29. ABE	30. C
31. ABCH	32. ABCFG	33. CDEG	34. AD	35. ADE
36. C	37. E	38. ABCD	39. BCDE	40. D
41. A	42. C	43. ABCDGH	44. AC	45. B

高级卫生专业技术资格考试用书
内分泌学模拟试卷（六）

中国协和医科大学出版社

模拟试卷（六）

一、单选题（以下每道考题有5个备选答案，请选择1个最佳答案）

1. 关于甲状旁腺激素的生理作用，以下叙述正确的是（　）。
   A. 促进骨钙沉积
   B. 使血磷浓度升高
   C. 促进溶骨及促进小肠对钙、磷的吸收
   D. 促进肾排钙保磷
   E. 抑制细胞膜上腺苷酸环化酶

2. 继发性尿崩症最常见的病因是（　）。
   A. 下丘脑–神经垂体的肿瘤
   B. 头部创伤
   C. 脑部感染性疾病
   D. 脑血管病变
   E. 朗格汉斯细胞增生

3. 泌乳素微腺瘤的早期诊断最佳方法为（　）。
   A. 普及垂体疾病知识
   B. 多巴胺激动剂试验性治疗
   C. 腺垂体激素的动态功能试验
   D. 测定甲状腺功能
   E. 垂体PRL水平测定与MRI鞍区薄扫加动态增强

4. 下丘脑激素是通过（　）调节腺垂体促激素分泌的。
   A. 下丘脑垂体神经束
   B. 神经递质
   C. 激素第二信使
   D. 下丘脑激素代谢产物
   E. 垂体门脉系统

5. 生长激素瘤手术治愈的标准是（　）。
   A. 血清IGF-1升高
   B. TRH兴奋试验无GH反常升高
   C. 术后基础血浆GH较正常值增加2～3倍
   D. 术后基础血浆GH <2μg/L，葡萄糖负荷试验后血浆GH >5μg/L
   E. 术后基础血浆GH <5μg/L，葡萄糖负荷试验后血浆GH <2μg/L

6. 下列与糖尿病慢性并发症的发生无关的是（　）。
   A. 病程
   B. 血糖控制情况
   C. 血糖波动情况
   D. 遗传易感性
   E. 性别

7. 下列检查结果不符合原发性甲状腺功能减退症的是（　）。
   A. 血清蛋白结合碘低于正常
   B. 游离FT_3、FT_4低于正常
   C. 血胆固醇增加
   D. 血清TSH升高
   E. 膝腱反射亢进

8. 以下提示可能为异位激素分泌综合征的是（　）。
   A. 咯血伴低钠血症
   B. 头痛
   C. 血压升高
   D. 低钾血症

E. 血糖升高

9. 恶性肿瘤伴随高钙血症的主要原因是（ ）。
A. 肿瘤过量分泌 PTH
B. 肿瘤过量分泌肾上腺素
C. 肿瘤过量分泌胰岛素
D. 肿瘤过量分泌维生素 1,25-$(OH)_2$-D_3
E. 肿瘤过量分泌甲状旁腺激素相关蛋白（PTHrP）

10. 关于甲状腺相关眼病，叙述正确的是（ ）。
A. 有甲状腺相关眼病时一定已有甲状腺功能亢进
B. 甲状腺功能亢进严重程度不一定与突眼程度平行
C. 有甲状腺功能亢进一定同时存在甲状腺相关眼病
D. 有甲状腺相关眼病时甲状腺功能一定不正常
E. 甲状腺功能亢进严重程度与突眼程度相反

11. 皮质醇增多症的各项影像检查中，应首先做的是（ ）。
A. 肾上腺 CT
B. 肾上腺 MRI
C. 垂体 CT
D. 垂体 MRI
E. 胸部 X 线片

12. 关于水在细胞外液中的分布，叙述错误的是（ ）。
A. 根据弥散法则细胞外液中的水自由通过毛细血管壁
B. 决定水从毛细血管到组织间隙的力量是毛细血管静水压和负性组织压
C. 水从高浓度液向低浓度液中弥散
D. 组织间液中水的化学势能大于血浆
E. 水从毛细血管的流出与水从细胞间隙进入毛细血管和淋巴管之间是动态平衡的

13. 高血压患者的靶器官损害不包括（ ）。
A. 左心室肥厚
B. 颈动脉内膜增厚
C. 颈动脉内膜斑块
D. 心功能不全
E. 肾功能受损

14. 低促性腺激素性腺功能减退症的实验室检查结果不包括（ ）。
A. 血 LH、FSH 水平低于正常
B. 血睾酮水平低于正常
C. GnRH 激发试验阳性
D. 染色体核型为 47,XXY
E. hCG 激发试验后血睾酮水平 $>1ng/ml$

15. 对诊断胰岛细胞瘤有意义的试验是（ ）。
A. 高渗氯化钠溶液试验
B. 螺内酯试验
C. 饥饿试验
D. 酚妥拉明试验
E. 肾小球磷再吸收试验

16. 以下提示甲状腺结节良性可能性最大的是（ ）。
A. 女性，年龄 20~70 岁
B. B 超检测结节直径 $<1cm$
C. 有多发性内分泌腺瘤 2 型家族史
D. 有桥本甲状腺功能减退症
E. 甲状腺核素显像显示结节为“热结节”

17. 多囊卵巢综合征的临床特征不包括（ ）。
A. 青春期发病

B. 向心性肥胖
C. 月经与排卵异常、不育
D. 多毛、痤疮
E. 卵巢多囊

18. 关于胰岛素瘤的特点，叙述错误的是（ ）。
A. 低血糖经常出现在空腹或活动后
B. 胰岛素释放指数增加
C. 胰高血糖素可诱发低血糖
D. 禁食多在 48 小时后出现低血糖
E. 血糖降至 1.67mmol/L 时，胰岛素停止释放

19. 关于使用双胍类降糖药物，下列错误的是（ ）。
A. 可与胰岛素联合使用于 TIDM
B. 餐中或餐后服用可减轻不良反应
C. 对血糖在正常范围者无降糖作用
D. 严重的不良反应是低血糖
E. 肥胖的 T_2DM 患者首选

20. 腺垂体组织受损时，哪种激素缺乏引起的症状出现最早（ ）。
A. 促性腺激素
B. 促肾上腺皮质激素
C. 促甲状腺激素
D. 泌乳素
E. 生长激素

21. 患者，女性，51 岁。餐后尿糖（++），空腹尿糖阴性。进一步检查显示：空腹血糖 5.3mmol/L，餐后 2 小时血糖 7.1mmol/L，可诊断为（ ）。
A. 轻型糖尿病
B. 糖耐量降低
C. 继发性糖尿病性糖尿
D. 食后糖尿
E. 非葡萄糖糖尿

22. 不是希恩综合征表现的是（ ）。
A. 皮肤黏液性水肿
B. 内生殖器官萎缩
C. 产后乳汁缺少或缺如
D. 皮肤色素加深
E. 胡萝卜素色素沉着

23. 患者，女性，20 岁。多毛，肥胖，24 小时尿游离皮质醇浓度升高，小剂量地塞米松不能抑制，大剂量地塞米松能抑制。最可能的诊断是（ ）。
A. 单纯性肥胖
B. 肾上腺皮质增生
C. 肾上腺皮质结节性增生
D. 肾上腺皮质腺瘤
E. 异位 ACTH 综合征

24. 关于尿崩症的叙述不正确的是（ ）。
A. 由抗利尿激素缺乏引起的称中枢性尿崩症
B. 仅见于青少年，男性多于女性
C. 以烦渴、多尿、低比重尿、低渗尿为特点
D. 起病隐匿，常有原发病的表现
E. 分中枢性尿崩症及肾性尿崩症两种

25. 甲亢患者甲状腺激素增多所致的临床表现不包括（ ）。
A. 弥漫性甲状腺肿伴血管嗡鸣音
B. 中枢神经系统兴奋性升高症状
C. 代谢亢进表现
D. 骨痛
E. 肌肉软弱无力

26. 患者，男性，22 岁。肥胖，皮肤痤疮，血压 140/90mmHg，24 小时尿 17-羟为

25mg，给予地塞米松 0.5mg，每 6 小时 1 次，共 2 天，再测 24 小时尿 17-羟为 6mg。最可能的诊断是（　）。
A. 肾上腺皮质增生
B. 肾上腺皮质腺瘤
C. 肾上腺皮质腺癌
D. 异位 ACTH 综合征
E. 单纯性肥胖

27. 男性库欣综合征患者性欲减退、阴茎缩小和睾丸变软的原因主要是（　）。
A. 皮质醇抑制垂体促性腺激素分泌
B. 肾上腺雌激素产生过多
C. 肾上腺雄激素产生减少
D. 垂体原发病变造成促性腺激素释放减少
E. 皮质醇直接作用于性器官

28. 下列何种情况不宜加用甲状腺素片（　）。
A. 抗甲状腺药物治疗后甲状腺继续增大
B. 浸润性突眼
C. 妊娠期甲亢
D. 甲亢心脏病
E. 哺乳期甲亢

29. 对糖尿病患者有益的饮食是（　）。
A. 精细谷物
B. 水果
C. 富含可溶性纤维的食物
D. 含盐量多的食物
E. 酒类

30. 关于少尿、钠代谢失常，下列叙述错误的是（　）。
A. 右心衰竭引起的少尿属肾前性少尿
B. 摄入甘草类药物时，可引起钠摄入过多
C. 代谢性酸中毒补碱过多可引起高钠血症
D. 原发性醛固酮增多症使血钠升高，渗透压升高
E. 肾衰竭引起的少尿属肾前性少尿

31. 糖尿病毛细血管间肾小球硬化症患者的尿液特点是（　）。
A. 尿糖高
B. 大量红细胞
C. 尿中有大量白细胞管型
D. 持续性蛋白尿
E. 出现酮尿

32. 鉴别尿崩症与精神性多饮、多尿的试验是（　）。
A. 高渗氯化钠溶液试验
B. 螺内酯试验
C. 饥饿试验
D. 酚妥拉明试验
E. 肾小球磷再吸收试验

33. 患者，女性，36 岁，诊断为毒性弥漫性甲状腺肿，用甲巯咪唑治疗 3 个月，30mg/d 口服，甲亢症状消失，基础代谢率 13%，心率 80 次/分，停药 1 个月后甲亢症状复发，其原因主要是（　）。
A. 甲巯咪唑用量小
B. 选药不当
C. 未按疗程治疗
D. 未及时手术
E. 未采取抗甲状腺药物联合治疗

34. 患者，女性，30 岁。1 型糖尿病，中断胰岛素治疗 3 天突发昏迷，血糖 35.3mmol/L，血 pH 7.0，尿糖、尿酮强阳性。静滴胰岛素、碳酸氢钠后血糖有所下降，酸中毒改善，一度清醒后又陷于昏迷。患者再次昏迷的原因可能为

( )。
A. 脑血管意外
B. 低血糖
C. 脑水肿
D. 尿毒症
E. 乳酸性酸中毒

35. 甲亢患者，男性，59 岁。抗甲状腺药物治疗 9 个月，外周血白细胞计数降至 $3\times10^9/L$，中性粒细胞 $<1.5\times10^9/L$。处理措施为 ( )。
A. 减少抗甲状腺药物剂量
B. 停用抗甲状腺药，严密观察，加用促进白细胞增生药
C. 减少抗甲状腺药物剂量，加用促进白细胞增生药
D. 停用抗甲状腺药
E. 停用抗甲状腺药，严密观察

二、多选题（以下每道考题有 5 个备选答案，每题至少有 2 个正确答案）

1. 磺脲类降糖药的不良反应有 ( )。
A. 高血糖
B. 恶心、呕吐
C. 血细胞减少
D. 肝功能损害
E. 皮肤瘙痒及皮疹

2. 单纯性甲状腺肿的病理改变有 ( )。
A. 甲状腺呈弥漫性或结节性肿大，切面可见结节、纤维化、出血和钙化
B. 病变初期，整个腺体滤泡增生，血管丰富
C. 滤泡间不同程度的淋巴细胞浸润
D. 随着病变进展，滤泡的面积不发生变化
E. 病变进展，一部分滤泡退化，另外一部分滤泡增大并富含胶质，这些滤泡之间被纤维组织间隔

3. 下列符合亚急性甲状腺炎的有 ( )。
A. 男性、女性发病率相当
B. 不是自身免疫性疾病
C. HLA 组型不同，临床表现相似
D. 耳痛、失声
E. 碘摄入相对较低地区短暂甲状腺功能减退症的发生率较低

4. 通过与核受体结合而发挥作用的激素有 ( )。
A. 糖皮质激素
B. 雄激素
C. 甲状旁腺素
D. 雌、孕激素
E. $1,25\text{-}(OH)_2\text{-}D_3$

5. 可引起继发性血脂异常的因素有 ( )。
A. 糖尿病
B. 脂肪萎缩症
C. 急性卟啉病
D. 环孢霉素
E. 避孕药

6. 地方性甲状腺肿的预防措施是 ( )。
A. 碘充足的地区应使用无碘食盐
B. 碘充足的地区也应使用碘食盐
C. 理想的碘摄入量应当使尿碘中位数 (MUI) 控制在 100~200μg/L
D. 在碘缺乏地区推行碘食盐
E. 碘食盐的推行应根据地区的自然碘环境区别对待

7. 对诊断嗜铬细胞瘤有重要意义的三联症

是（　）。
A. 心悸
B. 多汗
C. 面部潮红
D. 头痛
E. 高血压

8. 假性性早熟又称（　）。
A. 非 GnRH 依赖性性早熟
B. GnRH 依赖性性早熟
C. 外周性性早熟
D. 中枢性性早熟
E. 完全性性早熟

9. 关于 ACTH 的分泌，叙述正确的有（　）。
A. 应激情况下分泌增加
B. 受下丘脑分泌的 CRH 调节
C. 存在清晨降低午夜升高的昼夜节律
D. 受皮质醇的负反馈调节
E. 存在脉冲式分泌（阵发性）

10. 关于多尿，以下叙述正确的有（　）。
A. 如果禁水试验正常，多尿就是精神性的
B. 对 ADH 有反应的尿崩症是垂体性的
C. 对 ADH 无反应的尿崩症是肾性的
D. 原醛症的多尿是因为 AT-Ⅱ浓度降低所致
E. 糖尿病性多尿是由于尿糖导致渗透性利尿

11. 甲状腺功能减退症发生贫血的原因有（　）。
A. 黏液性水肿
B. 肠道吸收功能障碍引起铁缺乏
C. 恶性贫血
D. 肠道吸收叶酸障碍引起叶酸缺乏
E. 甲状腺激素缺乏引起血红蛋白合成障碍

12. 关于甲状腺相关眼病，叙述正确的有（　）。
A. 所有的甲状腺相关眼病患者都必须积极治疗
B. 男性患者较女性患者病情更重
C. 年龄较大的患者较年轻患者重
D. 吸烟的患者病情较重
E. 亚洲患者较欧洲患者多

13. Turner 综合征患者身材矮小的原因包括（　）。
A. 宫内生长延迟
B. 体内雄激素分泌过多
C. 骨骺闭合过早
D. 青春期无身高猝长
E. 新生儿期和儿童期生长缓慢

14. 下列关于原发性甲状旁腺功能亢进症，叙述正确的有（　）。
A. 男性多于女性
B. 多见于 20～50 岁的成年人，尤其 40 岁以后发病率显著增加
C. 外科手术是治疗本病唯一有确切效果的措施
D. 给予外源性 PTH，尿磷与尿 cAMP 增加有助于本病的诊断
E. 起病缓慢，临床表现多种多样，可被误诊为神经症或原发性神经肌肉疾病

15. 下列关于甲状旁腺及其激素的叙述正确的是（　）。
A. 甲状旁腺激素的分泌受血钙、血镁、儿茶酚胺等物质的调节
B. 低血钙可以刺激甲状旁腺分泌激素，血浆游离钙升高抑制 PTH 的分泌
C. 甲状旁腺激素主要作用于骨骼和肾脏，调节机体的钙、磷代谢
D. 外源性的 TIP 和恶性肿瘤分泌的

PTHrP 的 N 端与 PTH 的 N 端有高度同源性，故 TIP 和 PTHrP 升高也会引起甲旁亢的临床表现

E. 以上叙述都不正确

16. 应用高张氯化钠溶液治疗严重低钠血症患者，为避免低钠血症纠正过快引发脑桥中枢神经脱髓鞘病变应采取的措施有（　）。

A. 每天检测血钠浓度并据此调整输注氯化钠溶液的速度

B. 血钠的上升速度应每 24 小时 <12mmol/L

C. 血钠的上升速度应每 24 小时 <24mmol/L

D. 具有脱髓鞘病变易患性的个体血清钠上升速度应当更慢

E. 避免使用襻利尿剂

17. 降尿酸治疗的原则包括（　）。

A. 急性痛风发作时再降尿酸

B. 为缓解痛风发作，应尽快降尿酸

C. 首选促排尿酸药

D. 肾功能不全时宜选用别嘌醇

E. 痛风肾功能不全时应严格控制血尿酸水平

18. 关于糖尿病肾病，下列叙述正确的有（　）。

A. 弥漫性肾小球硬化症最常见，但特异性低

B. 糖尿病肾病引起的蛋白尿随着肾衰竭加重而减少

C. 1 型糖尿病患者常死于肾衰竭

D. 结节性肾小球硬化症具高度特异性

E. 糖尿病肾病患者的移植肾也发生糖尿病肾病的病理变化

19. 临床上出现高血压低血钾的疾病包括（　）。

A. 原发性醛固酮增多症

B. 皮质醇增多症

C. Liddle 综合征

D. Bartter 综合征

E. 先天性肾上腺增生症（CAH）

20. 下列不属于低促性腺激素型性腺功能减退症的疾病有（　）。

A. 催乳素瘤

B. 病毒性睾丸炎

C. 肥胖生殖无能综合征

D. 男性更年期综合征

E. 隐睾症

三、案例分析题（每个案例至少有 3 个提问，每个提问有多个备选答案，其中正确答案有 1 个或几个）

（1~4 题共用题干）

患者，女性，29 岁。因头晕伴全身乏力、夜尿增多 1 年多入院治疗。查体：血压 160/105mmHg，血钾 2.1mmol/L。

1. 为明确诊断，该患者应首先进行的检查是（　）。

A. 螺内酯试验

B. 肾上腺 CT

C. 赛庚啶试验

D. 血浆醛固酮测定

E. 地塞米松抑制试验

2. 对鉴别原发性醛固酮增多症和继发性醛固酮增多症最有价值的检查是（　）。

A. 低钠试验

B. 螺内酯试验

C. 血浆18-羟皮质酮测定
D. 高钠试验
E. 血浆醛固酮、肾素活性、血管紧张素测定

3. 若特发性醛固酮增多症诊断成立，应首先选用的治疗措施是（　）。
A. 应用氨鲁米特
B. 应用酮康唑
C. 应用米托坦
D. 应用螺内酯
E. 手术治疗

4. 有关特发性醛固酮增多症的叙述，不正确的有（　）。
A. 为双侧肾上腺皮质球状带小结节增生
B. 醛固酮分泌呈自主性
C. 现认为是原醛症的常见病因
D. 大多数原醛症患者无肾上腺组织学上的明显异常变化
E. 肾上腺球状带细胞弥漫性增生，少数为局灶性或结节性增生

（5~9题共用题干）

患者，女性，40岁。诊断为Graves病，合并妊娠2个月。甲状腺Ⅰ度肿大，易激惹。

5. 对确诊甲亢有意义的检查有（　）。
A. 甲状腺激素结合试验
B. 甲状腺摄^{131}I率
C. ^{125}I-T_4吸收试验
D. 游离T_4指数
E. FT_3、FT_4测定

6. 错误的治疗方式有（　）。
A. 抗甲状腺药物
B. ^{131}I治疗
C. 碘剂治疗
D. 应用普萘洛尔
E. 甲状腺次全切除

7. 应首选的抗甲状腺治疗药物为（　）。
A. MM
B. CMZ
C. PTU
D. MTU
E. TH

8. 该患者的治疗目标为（　）。
A. 甲状腺肿大好转
B. 控制甲状腺激素水平在正常范围
C. 症状改善
D. 体重增加
E. 控制甲状腺激素水平在略高于正常的范围

9. 若患者甲状腺Ⅱ度肿大，经抗甲状腺药物治疗10周后甲亢症状基本缓解，血常规白细胞计数为1×10^9/L，中性粒细胞为0.5×10^9/L，患者进一步的治疗应为（　）。
A. ^{131}I治疗
B. 停用ATD治疗，加用升白细胞的药物
C. 甲状腺次全切除术
D. 继续应用ATD治疗，但应减少剂量
E. 应用β受体阻滞剂

（10~14题共用题干）

患者，女性，38岁。因消瘦、乏力2周来诊。查体：体温36.5℃，脉搏108次/分，呼吸16次/分，血压100/70mmHg。无明显突眼，甲状腺Ⅰ度肿大，质地较软，无触痛。心率108次/分，律齐，肺、腹无异常，双手平伸细震颤（+）。

10. 为明确诊断应进行的检查项目有（　）。
A. 血常规

B. 红细胞沉降率
C. 甲状腺超声检查
D. 甲状腺功能
E. TPOAb
F. TRAb

11. TT_3 3.65ng/L，TT_4 280μg/L。患者最可能的诊断是（　）。
A. Graves 病
B. 结节性甲状腺肿伴甲状腺功能亢进症
C. 无痛性甲状腺炎
D. 亚急性甲状腺炎
E. 桥本甲状腺炎
F. 桥本甲状腺功能亢进症

12. 对确定诊断和鉴别诊断意义较大的检查是（　）。
A. 血清 T_3、T_4、TSH
B. 甲状腺 B 超
C. 检测病毒抗体
D. 红细胞沉降率
E. ^{131}I 摄取率
F. 颈部 CT

13. 患者进行了甲状腺碘摄取率测定，可能出现的结果有（　）。
A. 4 小时 1%，24 小时 3%
B. 4 小时 3%，24 小时 5%
C. 4 小时 5%，24 小时 9%
D. 4 小时 40%，24 小时 60%
E. 4 小时 50%，24 小时 65%
F. 4 小时 80%，24 小时 70%

14. 如果上述检查显示 T_3、T_4升高，^{131}I 摄取率明显降低，治疗方案应为（　）。
A. 密切随访
B. 积极术前准备择期手术
C. 使用糖皮质激素
D. 进行^{131}I 治疗
E. 可给予 β 受体阻滞剂控制症状
F. 大剂量抗甲状腺药物控制甲状腺功能亢进症状

（15~22 题共用题干）

患者，男性，36 岁。确诊糖尿病 1 周，体检未发现明显异常。

15. 在饮食治疗中，对降糖有益的食物有（　）。
A. 绿叶蔬菜
B. 粗谷物
C. 可乐
D. 豆类
E. 冰淇淋
F. 月饼
G. 块根类蔬菜
H. 低糖的水果

16. 糖尿病饮食治疗中，对于富含可溶性食用纤维的食品，下列叙述正确的有（　）。
A. 增加热量的摄入
B. 延缓食物的吸收
C. 降低空腹血糖
D. 降低餐后血糖
E. 有利于改善脂代谢紊乱
F. 有利于胃肠蠕动
G. 防止便秘
H. 防止出现低血糖

17. 糖尿病饮食治疗中，对于食盐摄取的叙述正确的有（　）。
A. 糖尿病患者主要是血糖异常，因此食盐不需限制
B. 1 型糖尿病患者需要限制食盐，2 型糖尿病患者不用限制食盐
C. 1 型糖尿病患者不需要限制食盐，

2 型糖尿病患者应该限制食盐

D. 只要确诊糖尿病就必须限制食盐

E. 糖尿病患者如果血压不高，可以不限制食盐；如果血压高，应该限制食盐

F. 糖尿病患者如果血压不高或是没有出现高血压并发症，可以不限制食盐，如果出现高血压并发症则应该限制食盐

G. 糖尿病患者如果血压不高或是合并高血压 1 级，可以不限制食盐；如果合并高血压 2 级（含 2 级）以上应该限制食盐

H. 糖尿病患者如果血压不高或是合并高血压 2 级，可以不限制食盐；如果合并高血压 3 级（含 3 级）以上应该限制食盐

18. 对于 1 型糖尿病患者的运动疗法，下列叙述正确的有（　）。

A. 1 型糖尿病患者接受胰岛素治疗，如果胰岛素量相对不足，通过加强运动，降低血糖，弥补胰岛素的不足

B. 1 型糖尿病患者接受胰岛素治疗，如果胰岛素量相对过多，运动有诱发低血糖的危险

C. 运动最好在晨起空腹时

D. 运动最好在每餐餐前

E. 运动最好在每餐餐后

F. 应该采取运动强度大的运动方式，以利于节约胰岛素

G. 运动时间不宜过长

H. 运动应该循序渐进、长期坚持

19. 对于 2 型糖尿病患者的运动疗法，下列叙述正确的有（　）。

A. 应该根据年龄、性别、体力、病情及有无并发症等具体情况制订不同的运动方案

B. 运动可能导致食欲增加，从而造成肥胖加重，因此肥胖的 2 型糖尿病患者不宜采用运动治疗

C. 运动有助于提高胰岛素的敏感性

D. 2 型糖尿病并眼底病变（Ⅴ期）的患者也应该进行强化运动治疗

E. 运动时血糖升高，因此不提倡糖尿病患者进行运动治疗

F. 运动可以改善血糖

G. 运动可以改善血脂

H. 运动强度越大越好

20. 目前治疗 2 型糖尿病的药物种类有（　）。

A. 硫脲类

B. 双胍类

C. 糖苷酶抑制剂

D. 磺脲类

E. 咪唑类

F. 噻唑烷二酮类

G. 胰岛素

H. 纯中药制剂

21. 下列能够促进胰岛素分泌的药物有（　）。

A. D–860

B. 氯磺丙脲

C. 苯乙双胍

D. 格列喹酮

E. 罗格列酮

F. 瑞格列奈

G. 阿卡波糖

H. 甲巯咪唑

22. 下列能增强胰岛素敏感性的药物有（　）。

A. 氯磺丙脲

B. 格列本脲

C. 那格列奈

D. 丙硫氧嘧啶

E. 伏格列波糖
F. 二甲双胍
G. 吡格列酮
H. 格列吡嗪控释片

(23~29 题共用题干)

患者，女性，51 岁。因反复多饮、消瘦、乏力 2 年来诊。否认糖尿病家族史。查体：体温 36.5℃，脉搏 86 次/分，呼吸 24 次/分，血压 105/50mmHg。贫血貌，口唇无发绀，口周和舌体潮红，颈静脉充盈，双侧甲状腺Ⅱ度肿大，无触痛、无结节。心率 103 次/分，律齐，心尖部 3/6 级收缩期杂音，双下肢轻度压凹性水肿，腹股沟皮肤皱褶处有脱屑性红色丘疹及斑疹。

23. 为明确诊断应立即进行的检查有（　）。
A. 心电图
B. 胸部 X 线片
C. 血常规
D. 肺功能检查
E. 血生化
F. 心脏彩超
G. 甲状腺激素
H. 皮肤活检

24. 入院 2 天后出现右下肢明显肿胀、疼痛，入院 3 天后突发呼吸急促，面色苍白，胸痛，大汗，咯血约 20ml。查体：呼吸 30 次/分，血压 90/45mmHg，双肺可闻及哮鸣音，心率 120 次/分，P_2亢进。血常规：Hb 85g/L，动脉血气分析：SaO_2 80%。应尽快进行的检查有（　）。
A. 床旁超声心动图
B. 肺功能检查
C. 床旁胸部 X 线片
D. 床旁心电图
E. CTPA
F. D-二聚体
G. 双下肢血管彩超
H. 血气分析

25. 应尽快进行的处理包括（　）。
A. 吸氧
B. 静脉应用垂体后叶素
C. 快速大量补液
D. 静脉应用喘定
E. 静脉应用前列地尔
F. 静脉应用地塞米松
G. 低分子肝素钠
H. 无创呼吸机辅助通气

26. 治疗 1 周后患者未再咯血，安静状态下呼吸困难不明显。查体：血压 100/62mmHg，双肺呼吸音清，心率 90 次/分；下肢水肿逐渐消退。SpO_2 95%。为明确诊断进一步进行的检查有（　）。
A. 胰腺 CT
B. 肺功能检查
C. 腹主动脉造影
D. 冠状动脉造影
E. ^{111}In 奥曲肽显像
F. 血浆胰高血糖素测定

27. 目前主要考虑的疾病有（　）。
A. 口周炎、舌体炎
B. 下肢深静脉血栓形成
C. 营养不良性贫血
D. 糖尿病
E. 风湿性心瓣膜病
F. 胰高血糖素瘤
G. 肺栓塞

28. 实验室检查：空腹血糖 9.0mmol/L，餐后 2 小时血糖 14mmol/L，血浆胰高血糖素 >1000pg/ml。胰腺 CT 示胰腺尾部实质性肿块。患者最主要的诊断是（ ）。
A. 糖尿病
B. 缺铁性贫血
C. 风湿性心瓣膜病
D. 胰高血糖素瘤
E. 下肢深静脉血栓形成
F. 胰腺癌

29. 进一步的处理方法有（ ）。
A. 手术切除
B. 应用达卡巴嗪
C. 应用奥曲肽
D. 放疗
E. 静脉滴注平衡氨基酸溶液
F. 口服抗生素
G. 应用肾上腺皮质激素
H. 口服双碘喹啉
I. 补锌治疗

（30~33 题共用题干）

患儿，女，12 岁。因多饮、多食、多尿伴体重减轻 15 天来诊。无恶心、呕吐。无糖尿病家族史。查体：生命体征正常，体型偏瘦，心、肺正常。腹软，无压痛。实验室检查：空腹血糖 13.9mmol/L，餐后 2 小时血糖 24.8mmol/L，尿酮体阳性，血酮体弱阳性。诊断为 1 型糖尿病合并糖尿病酮症。

30. 该患者诊断 1 型糖尿病的依据是（ ）。
A. 发病年龄小
B. 症状典型
C. 自发酮症倾向
D. 初诊时血糖高
E. 无糖尿病家族史
F. 血、尿酮体阳性

31. 针对该患儿的治疗目的有（ ）。
A. 改善症状
B. 保证正常的生长和发育
C. 控制血糖
D. 保证健康的心理状态
E. 防治其他慢性并发症
F. 防治其他急性并发症

32. 针对该患儿的治疗方案有（ ）。
A. 启动皮下胰岛素治疗
B. 糖尿病教育
C. 严格饮食控制
D. 口服降糖药如二甲双胍
E. 静脉补液
F. 卧床休息

33. 针对该患儿的胰岛素治疗方案应选择（ ）。
A. 多次皮下注射胰岛素
B. 预混胰岛素治疗
C. 静脉滴注小剂量胰岛素
D. 胰岛素联合口服降糖药
E. 胰岛素泵持续皮下输注胰岛素
F. 有条件者建议胰岛移植

（34~41 题共用题干）

患者，女性，24 岁。未婚未育，因怕热、多汗、消瘦 2 个月伴心悸 10 天来诊。2 个月前，患者无明显诱因出现怕热、多汗，体重逐渐下降 10kg，近 10 天来出现心悸，以运动时尤剧。既往体健。

34. 该患者可能性最大的疾病有（ ）。
A. 神经官能症
B. 1 型糖尿病
C. 2 型糖尿病
D. 肺结核
E. 甲状腺功能亢进症
F. 恶性贫血
G. 重度贫血
H. 重度肝炎

35. 该患者可能有的症状及体征有（　）。
A. 紧张焦虑
B. 咳嗽
C. 面色苍白
D. 肝区肿大
E. 失眠
F. 记忆力增强
G. 月经减少
H. 排便次数增加

36. 如果 35 题的症状及体征均存在，对于确诊该疾病有意义的检查为（　）。
A. 血常规
B. 肝功能
C. 胃镜
D. 甲状腺功能
E. 神经诱发电位
F. 胸部 X 线片
G. 粪便查找寄生虫卵
H. 血糖

37. 下列可用于治疗该疾病的药物有（　）。
A. 维生素 B_6
B. 叶酸和维生素 B_{12}
C. 异烟肼
D. 利福平
E. 甲巯咪唑
F. 地巴唑
G. 丙硫氧嘧啶
H. 磺脲类药物

38. 给患者服用甲巯咪唑和丙基硫氧嘧啶前需要进行的检查有（　）。
A. 尿常规
B. 肝功能
C. 乙肝五项
D. 血常规
E. 心电图
F. 胸部 X 线片
G. 血脂
H. 血糖

39. 患者服用药物后出现白细胞计数下降的时间为（　）。
A. 服药后立即出现
B. 服药后 1~2 天
C. 服药后 2~3 周
D. 服药后 5~6 周
E. 服药后 2~3 个月
F. 服药后 5~6 个月
G. 服药后 1~2 年
H. 服药后 2~3 年

40. 患者需要服用碘剂的情况有（　）。
A. 一旦确诊就应该使用碘剂
B. 体重急剧下降时
C. 心率达 120 次/分
D. 拟手术治疗前
E. 拟放射碘治疗前
F. 拟服用药物治疗前
G. 甲状腺危象时
H. 拟妊娠前

41. 停药的指标有（　）。
A. 症状消失
B. 恢复原来体重
C. 治疗 18 个月以上
D. TSAb 转为阴性
E. T_3、T_4 恢复到正常范围
F. TSH 恢复到正常范围
G. T_3 抑制试验恢复正常
H. 无自觉不适

（42~45 题共用题干）

患者，男性，65 岁。因右乳肿块 20 天来诊。查体：右乳可触及一 2.0cm × 1.5cm

肿物，质硬，活动，表面光滑，形态欠规则，生殖系统无异常。

42. 为明确诊断需要进行的检查有（ ）。
A. 乳腺 B 超
B. 胸部 CT
C. 腹部 B 超
D. 心电图
E. 肝、肾功能
F. 超声心动图

43. 乳腺 B 超：右乳可见一 1.7cm × 1.2cm 实性低回声光团，边界清晰，有完整包膜，内部回声均质，肿物后方回声无明显衰减，提示为右乳实性肿物，乳腺癌可能性大。进一步需要进行的检查有（ ）。
A. 骨扫描
B. 胸部 X 线片
C. 心电图
D. 乳腺钼靶 X 线
E. 腹部 B 超
F. 肿物穿刺病理检测

44. 患者行肿块穿刺术，病理结果示为男性乳腺发育。下一步需要进行的检查有（ ）。
A. hCG 检测
B. 性腺功能测定
C. 甲状腺功能测定
D. 染色体检测
E. 心脏彩超
F. 肾上腺 B 超

45. 采用的治疗方法有（ ）。
A. 应用他莫昔芬
B. 应用睾酮
C. 乳腺成形术
D. 放射治疗
E. 剖腹探查
F. 应用绒毛膜促性腺激素

参考答案

一、单选题

1. C	2. A	3. E	4. E	5. E	6. E	7. E	8. A	9. E	10. B
11. A	12. C	13. D	14. D	15. C	16. E	17. B	18. E	19. D	20. D
21. D	22. D	23. B	24. B	25. A	26. E	27. A	28. D	29. C	30. E
31. D	32. A	33. C	34. C	35. B					

二、多选题

1. BCDE	2. ABDE	3. BD	4. ABDE	5. ABCDE
6. ACDE	7. ABD	8. AC	9. ABDE	10. ABDE
11. BCDE	12. BCD	13. ADE	14. BCE	15. ABCD
16. BD	17. DE	18. ACDE	19. ABCE	20. BDE

三、案例分析题

1. D	2. E	3. E	4. BD	5. ACDE
6. BCDE	7. C	8. E	9. C	10. BCDEF
11. C	12. AE	13. ABC	14. AE	15. ABDGH
16. BDEG	17. D	18. BEGH	19. ACFG	20. BCDFG
21. ABDF	22. FG	23. ABCEFGH	24. ACDEFGH	25. ADEFG
26. ACEF	27. ABCDFG	28. D	29. ABCDEFHI	30. ABCEF
31. ABDEF	32. AB	33. AE	34. E	35. AEGH
36. D	37. EG	38. BD	39. E	40. DG
41. CDG	42. ABE	43. DF	44. ABCDF	45. ABC